圖解
系列

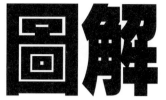

本書特色

●涵蓋面廣泛，整合護理專業學科的特色。
●以「人本」整體性護理為核心概念。
●圖文配合，輔助、補充以加強記憶。

護理專業問題研討

周心如
黃國石 ／ 著

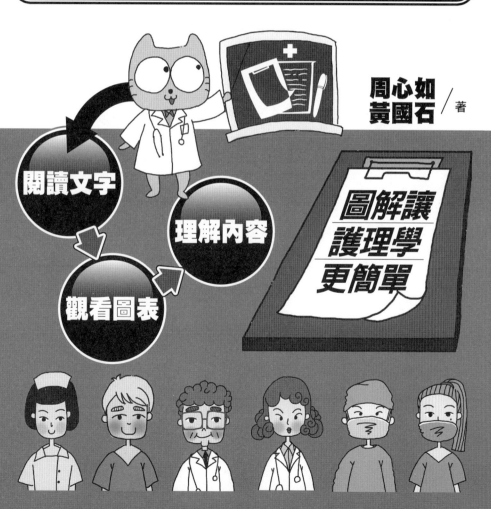

閱讀文字

理解內容

觀看圖表

圖解讓
護理學
更簡單

序

序

　　護理專業問題研討是引導學生進入護理領域的一門專業課程，是護理科系學生的專業基礎課程。是引導學生掌握護理學的基礎理論及基本架構，瞭解護理學及其發展趨勢的一門重要的課程，隨著護理教育模式的改變，「護理理論引導實務」的思想已經日益清晰。本課程根據護理專業學生的培養目標，整合護理專業學科的特色，以「人本」整體性護理為主軸，系統地闡述國內外護理學的發展歷程，護理學的概念及範疇，健康與疾病，人的基本需求，人的成長與發展與護理的關係，壓力學說及其在護理中的應用，護理工作中的人際關係，人際溝通等問題，批判性思考和臨床護理決策，護理程序，文化與護理，護理理論，護理倫理，護理專業中的法律問題，健康教育等內容。為學生進入護理專業課程學習打下基礎，對提高護理職業道德與修養，促進護理專業自身發展具有重要的價值。

　　開設「護理專業問題研討」這門課程的目的是使學生能適應護理模式的轉變、系統且整體性地領悟護理專業的獨特理論系統及模式，並掌握其他相關學科的理論在護理實務中的應用。為了使護理科系學生能夠在專業實務中運用這些知識來奠定雄厚的理論基礎，並為整體性地提昇學生的基本專業素質，培養學生的獨立思考能力、獨立地解決專業問題的能力及創造性思考能力奠定良好的基礎，因此，在本書之中，充分考量了近年來國際與國內民眾對護理的需求，在內容的選擇及安排上注意根據護理模式的轉變，介紹了目前護理學中先進的專業性內容、理論及護理學架構。主要聚焦於人的健康及護理學概念的基本內涵，按照概論述、健康、人及護理四大架構來建構課程的內容，並突顯出護理師國考的重點。本書適用於護理科系及準備護理師國考的學生使用。

　　本書盡可能充分利用圖文表等多種教學方式，為學生提供生動活潑的教材，使學生能夠正確地瞭解和掌握護理理論及護理實務的整體架構。同時，運用生動活潑且圖文並茂的方式，能激發學生主動學習的興趣，有效地利用學習時間，使學生在準備護理師國考時能夠事半功倍，茅塞頓開，舉一反三。

　　本書針對教學中的重點與內容的疑難之處，充分運用非線性互動式的呈現方式，以圖、文、表並茂的立體互動式空間，呈現出多樣化與生動活潑的嶄新教學方式，深刻

地營造出更易於被學生所接受的教學方式。由於本書的教學內容相當多、臨床操作流程相當富有眞實的臨場感、圖片精美、呈現方式富有幽默感，而且相當地輕鬆愉快、引人入勝，進而能夠有效地提昇學生的學習興趣、減輕學生的負擔、有效地縮短了學習的時間並強化了教學的效果。

　　本書參考了許多專業書籍，對其中的基本概念、基礎知識、重點、疑難之處做了深入淺出的歸納與推理，進而形成了若干的教學專題。整體性教學流程力求內容的主軸清晰易懂、前後的連動關係密切整合、內容的層級分明，並特別突顯出重點與疑難之處。

　　鑒於編著者編寫的時間相當匆促，疏漏在所難免，尚望親愛的讀者群與海內外先進不吝指正。

本書特色

- 本書藉由生動活潑的圖解方式，使專業知識的概念單元化，在每頁不到一千字的精簡敘述中，附加上圖表的系統歸納，使讀者能夠輕鬆地瞭解這些艱澀難懂的專業知識。

- 本書特別凸顯出關鍵性的重點，將理論與實務做有效地整合，內容精簡扼要。

- 本書適用於醫護相關科系學生、研習醫護通識課程的學生、醫護相關職場的從業人員、對病理學有興趣的社會大眾與參加各種醫護認證與相關考試的應考者。

- 本書巧妙地將每一個單元分為兩頁，一頁文一頁圖，左頁為文，右頁為圖，左頁的文字內容部分整理成圖表呈現在右頁。右頁的圖表部份除了畫龍點睛地圖解左頁文字的論述之外，還增添相關的知識，以補充左頁文字內容的不足。左右兩頁互為參照化、互補化與系統化，將文字、圖表等生動活潑的視覺元素加以互動式地有效整合。

- 本書特別強調「文字敘述」與「圖表」兩部分內容的互補性。

- 本書將「小博士解說」補充在左頁文字頁，將「知識補充站」補充在右頁圖表頁，以作為延伸閱讀之用。

- 本書的圖表清晰，解說相當明確，完全切合臨床護理的實際需求，能給予醫護專業人員相當程度的啟發和協助，既適用於醫護專業教學、實習及醫護人員的訓練，也適用於醫護專業評量和相關醫護人員資格認證考試之用。

序

第1章　護理學的發展與基本概念

1-1　護理學的形成與發展　2
1-2　護理學發展的回顧　4
1-3　國際護士學會、國際護士節與授帽儀式　6
1-4　護理學的概念及範疇　8

第2章　護理概論

2-1　護理學的概念　12
2-2　護理學的知識系統　14
2-3　護理的專業特徵和護理學的任務　16
2-4　護理的工作方式　18

第3章　人的基本需求

3-1　人是一個整合的整體　22
3-2　人的需求、成長與發展　24
3-3　生長發展的規律　26
3-4　需求概論　28

第4章　健康與疾病

4-1　健康概論　32
4-2　影響健康的因素　34
4-3　促進健康的護理活動　36
4-4　次健康狀態　38
4-5　生存品質的概念　40
4-6　疾病的概念　42
4-7　患病行為和心理　44
4-8　健康與疾病的關係　46
4-9　護理人員在健康保健事業中的功能　48

第5章　護理工作中的人際關係

5-1　角色的基本概念　52
5-2　病人的角色　54
5-3　護理工作中的人際關係　56

第6章　護理的理念

6-1　理念與護理的關係　60
6-2　護理理念的建立（一）　62
6-3　護理理念的建立（二）　64

第7章　健康教育

7-1　健康教育概論　68
7-2　健康教育的方式與方法　70

第8章　護士與患者

8-1　角色概論　74
8-2　護理人員的角色　76
8-3　護理人員的權利　78
8-4　患者的角色　80
8-5　影響患者角色適應的因素及患者的權利和義務　82
8-6　患者的義務與護患的關係　84
8-7　護患關係的基本模式　86
8-8　如何建立良好的護患關係　88

第9章　批判性思考和臨床護理決策

9-1　概論　92
9-2　批判性思考的技能　94
9-3　批判性思考與臨床護理決策（一）　96
9-4　批判性思考與臨床護理決策（二）　98

第10章　護理專業團隊合作

10-1　概論　102
10-2　護理專業團隊合作的重要性　104

第11章　護理思想的形成

11-1　思想概論：思想的概念及特性　108
11-2　科學思想的架構　110
11-3　邏輯思想方法（一）：比較、分類與類比　112
11-4　邏輯思想方法（二）：歸納和演繹　114
11-5　邏輯思想方法（三）：分析與綜合　116
11-6　邏輯思想方法在臨床護理的應用（一）　118
11-7　邏輯思想方法在臨床護理的應用（二）　120
11-8　邏輯思想方法在臨床護理的應用（三）　122
11-9　邏輯思想方法在臨床護理的應用（四）　124

第12章　護理生涯規劃

12-1　職業生涯規劃的發展（一）　128
12-2　職業生涯規劃的發展（二）　130
12-3　護理生涯規劃　132
12-4　護理人員的職業生涯規劃書範例　134

第13章　護理工作中有關的法律問題

13-1　概論　138
13-2　護理的立法　140
13-3　非註冊護理人員的法律身份問題　142
13-4　護理工作中有關法律的問題　144

第14章　護理人員的職業形象設計　147

14-1　護理人員的基本素質（一）　148

14-2 護理人員的基本素質（二）　150

14-3 護理人員的禮儀行為規範（一）　152

14-4 護理人員的禮儀行為規範（二）　154

14-5 護理人員的禮儀行為規範（三）　156

14-6 護理人員的外在形象塑造（一）　158

14-7 護理人員的外在形象塑造（二）　160

第15章　文化與護理

15-1 文化概論（一）　164

15-2 文化概論（二）　166

15-3 萊寧格的跨文化護理理論（一）　168

15-4 萊寧格的跨文化護理理論（二）　170

第16章　常用的護理學理論及相關理論

16-1 奧倫的自我護理理論（一）　174

16-2 奧倫的自我護理理論（二）　176

16-3 奧倫的自我護理理論（三）　178

16-4 羅伊的適應模式與紐曼的健康護理系統模式　180

16-5 健康護理系統模式及其實的模式　182

第17章　護理程序

17-1 概論　186

17-2 護理程序的相關理論基礎：系統論　188

17-3 護理評估　190

17-4 護理診斷（一）　192

17-5 護理診斷（二）　194

17-6 護理計劃　196

17-7 護理執行與護理評價　198

第18章 醫院健康教育

18-1 醫院健康教育的概念（一） 202
18-2 醫院健康教育的概念（二） 204
18-3 醫院健康教育的概念（三） 206

第19章 證據導向護理

19-1 概論 210
19-2 證據導向護理實務的方法（一） 212
19-3 證據導向護理實務的方法（二） 214
19-4 證據導向護理實務的方法（二） 216

第20章 系統理論

20-1 系統理論（一） 220
20-2 系統理論（二） 222

第21章 應激與適應（壓力理論）

21-1 應激與適應（一） 226
21-2 應激與適應（二） 228
21-3 應激與適應（三） 230
21-4 應激與適應（四） 232

第22章 需求理論

22-1 概論 236
22-2 需求理論在護理工作中的應用 238

第23章 成長與發展理論

23-1 成長與發展理論 242

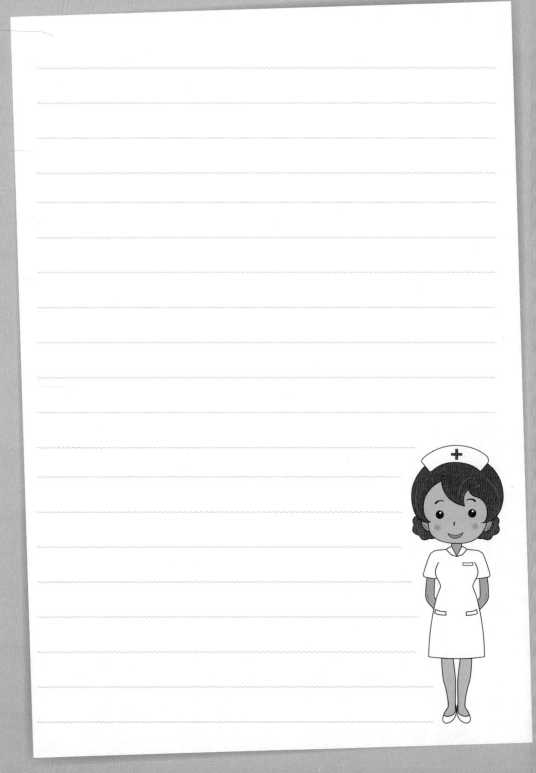

第 1 章
護理學的發展與基本概念

本章核心概念

本章的重點為南丁格爾對護理學的貢獻、現代護理學的概念、護理學的基本概念、西方護理學的發展及形成過程、護理的概念、護理學的概念及知識系統、護理專業特徵及護理專業、護理專業工作的範疇、護士的角色、護士的特徵要求、護士的心理素質要求、護理專業的發展趨勢。

本章學習目標

1. 掌握南丁格爾對護理學的貢獻、護理概念的演變過程、護理學的概念、護理專業的工作範疇、護理人員的特徵要求。
2. 熟悉專業的特徵及護理專業、護理專業的發展趨勢。
3. 瞭解護理人員的資歷要求及分類。
4. 能講述科學護理學誕生的指標。
5. 能夠初步歸納分析護理學的誕生，講述南丁格爾的故事，在大腦中形成對護理的初步認知，提昇批判性的思考能力。
6. 在內心激發對護理的職業憧憬，以學習護理專業而自豪，並產生要為高品質服務於患者而努力學習的信念。

1-1　護理學的形成與發展

1-2　護理學發展的回顧

1-3　國際護士學會、國際護士節與授帽儀式

1-4　護理學的概念及範疇

1-1 護理學的形成與發展

（一）護理是什麼
1.護理是打針、發藥、灌腸、導尿、監護、配合手術。
2.護理是一種藝術、一門科學、一種協助性專業、一個高尚的職業。

（二）西方護理學的形成和發展
1.護理學是最古老的藝術、最年輕的專業。
2.自從有了人類就有了護理。
3.護理學的發展與人類的文明息息相關。

（三）西方的護理學：文藝復興時期的護理
1.教會醫院大量減少，為了適應醫療的需求，建立了很好的公立、私立醫院，部分護理人員開始接受訓練。
2.護理工作不再是由慈愛精神的神職人員來擔任，聘用者大多為一些謀生者。由於這些人員大多無經驗也無技術，同時還缺乏熱忱，使護理的品質大大地下降，是護理發展轉入黑暗時期。

（四）護理學的形成：現代護理學的誕生與南丁格爾的貢獻
1.佛羅倫斯・南丁格爾（Florence Nightingale）首創了科學的護理專業，是科學護理學和護理教育的奠基者，被稱為現代護理學的創始人。國際上將這個時期稱為「南丁格爾時代」。
2.這是護理工作的轉捩點，也是護理專業化的開始。
3.克里米亞戰爭中的南丁格爾：自從南丁格爾來到前線救護之後，傷患的死亡率從原來的 42% 降到 2.2%。「提燈女神」南丁格爾也被譽為「光明的天使」。
4.南丁格爾獻身於護理事業，終身未嫁。南丁格爾一生寫了大量的筆記、報告和論著，代表作有「醫院箚記」和「護理箚記」。南丁格爾獎章為各國優秀護士的最高榮譽獎，每兩年頒發一次。南丁格爾的誓言為：余謹以至誠，於上帝及會眾面前宣誓：終身純潔，忠貞職守，盡力提高護理專業標準，勿為有損之事，勿取服或故用有害之藥，慎守病人及家屬之祕密，竭誠協助醫師之診治，務謀病者之福利。

小博士解說 南丁格爾的主要貢獻
1. 為護理向正規的科學方向發展奠定了基礎；
2. 著書立說：醫院箚記和護理箚記；
3. 建立了世界上第一所護士學校；
4. 創立了一整套護理制度。

西方護理學的形成概況

| 人類自我防護本能 | ➡ | 長期的抗病害戰爭和工作實務 |

| 形成的過程 | ➡ | 古代護理→宗教護理→醫院護理→南丁格爾時期→現代護理 |

西方護理學的形成過程

古代的護理 ➡ 宗教護理 ➡ 醫院護理 ➡ 南丁格爾時期 ➡ 現代的護理

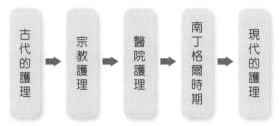

護理 (nursing) 一名詞來自於拉丁文，原意為撫育、保護、照顧。孔子說：學而優則仕，國內將 nursing 譯為「護士」，從事護理工作的人是具有學識的人，所以應該將護理人員稱為為「護士」，沒有什麼名詞比「護士」更能夠呈現護理人員的角色與形象。

南丁格爾（1820 – 1910）年表

1820.5.12	英國人，出生於義大利
1850	德國護士訓練班訓練
1853	在倫敦成立看護所
1854-1856	在克里米亞戰爭中
1860	在聖多馬醫院開辦了第一所正規的護士學校
1901	雙目失明
1910.8.13	逝世
1912	國際紅十字學會設立「南丁格爾獎章」，並加以命名，將南丁格爾的生日 5 月 12 日訂為「國際護士節」。

現代護理學發展的歷程

現代護理學發展的歷程

1. 建立完備的護理教育制度

2. 護理向專業化方向發展

3. 護理管理制度的建立

4. 臨床護理分科的專科化

1-2　護理學發展的回顧

護理的起源可以追溯到原始人類社會。生理學家巴浦洛夫說過：「有了人類，就有了醫療活動」，同樣，也就有了護理工作。護理學發展到今天，它經歷了漫長的充滿挫折、被忽視、被誤解的過程。從護理的內容及型式來看，護理學的主要發展階段為：

(一) 人類早期的護理

1. 自我的護理：在原始社會中，人類社會居住在叢林和洞穴中，靠採集和漁獵生活，條件十分惡劣，為了求生存，觀察和仿效動物做法來實現對自身的保護，例如使用舌頭來舔傷口，或使用溪水來沖洗而防止傷口的惡化，將燒熱的石塊置於患處以減少疼痛，即最原始且簡單易行的熱療法。

2. 家庭護理：隨著社會的發展，到了按照血緣關係組成以家庭為導向的母系化社會，人們逐漸以群居的方式來生活，母親承擔照顧呵護家庭中的老弱病殘，例如傷口包紮、止血、按摩、調劑飲食及人死後包裹屍體等，這就是人類最早期醫療和護理。

3. 宗教的護理：人類早期對天災、人禍或一些自然現象無法解釋時，常認為必有神靈或魔鬼在作祟，於是巫師應運而生，他們以禱告、念咒等方法來祈求神靈的保佑。因此，在人類社會早期，由於科學的落後，醫藥、護理活動長時期與宗教和迷信活動聯結在一起。

(二) 中世紀的護理

中世紀的歐洲，由於宗教的發展，加上連年戰爭和疾病流行，形成了對醫院和護士的大量需求，擔任護理工作的大多為修女，由於沒有受過專業的訓練，又無足夠的護理設備，更談不上護理管理，護理工作僅限於簡單的生活照顧，所以醫院患者的死亡率高達 25%，醫院內發生感染的現象非常嚴重。

(三) 文藝復興時期的護理

文藝復興時期（1400 年～ 1600 年），義大利興起於文藝復興運動，西方國家稱此時期為科學新發現時代，其間建立了許多圖書館、大學和醫學院校。與醫學的迅速發展相比，文藝復興時期的護理卻仍停留在中世紀時期的狀況，造成這種情況的原因主要是護理教育。

小博士 解說 臨床護理工作層面

自 1950 年代開始，臨床護理工作實行的是以疾病為導向的護理服務。1980 年代以後，護理人員積極地探討以人的健康為導向的整體性護理，且護理的範圍不斷地擴大。

現代護理學的發展

自從 1860 年，佛羅倫斯 • 南丁格爾創建了世界上第一所護士學校以來，現代護理學的發展可以歸納為下列 3 個階段：

1. 以疾病為導向的護理階段（1860 年至 1940 年）	(1) 在現代護理發展的初期，受到「疾病導向」的醫學思想所影響，加上當時護理還沒有形成自身的理論系統，協助醫生診斷和治療疾病就成為這一時期指導和支配護理工作的基本宗旨。 (2) 此階段的護理特點是：護理從屬於醫療，護理人員是醫生的助手，護理方法是執行醫囑和常規性護理，忽視人的整體性，導致護理只關心人的局部病症，而不是關心患病的人，因而使得護理學的研究領域十分有限，束縛了專業的發展。
2. 以病人為導向的護理階段（1940 年至 1970 年）	(1) 1948 年，世界衛生組織（WHO）提出新的健康觀點，推動了護理的發展。1955 年，莉蒂亞 • 海爾（LydiaHall）首次提出「護理程序」，使護理有了科學的方法。 (2) 1960 年代之後，護理理論相繼出現，提出了應將人視為一個整體，因此，在疾病護理的同時，開始了關注人的整體性護理。在 1977 年，美國醫學家恩格爾（G • L • Engel）提出了「生物-心理-社會醫學模式」，此一模式的提出，引起了健康科學領域認識觀的根本轉變。護理學從「疾病導向」開始轉向「病人導向」。 (3) 此階段的護理特點是護理人員和醫生是合作夥伴的關係，護理人員運用護理程序的工作方法為患者執行身、心、社會等全方位且持續系統的整體性護理。建立了以患者為導向的護理教育和臨床護理實務模式。
3. 以人的健康為導向的護理階段（1970年至今）	(1) 社會與經濟的發展使民眾的生活水準日益提昇，醫學技術的日新月異，使過去威脅人類健康的傳染病得到有效的控制。 (2) 與人的行為生活方式相關的疾病，例如心腦血管疾病、惡性腫瘤、糖尿病、意外傷害等，逐漸成為威脅人類健康的主要問題。疾病頻譜的改變，促使人們健康觀念發生轉變。 (3) 享有健康為每一個公民的基本權利。1977 年，WHO 提出「2000 年人人享有衛生保健」的策略性目標，對護理的發展發揮了極其重要的功能，促使護理邁向「以人的健康為導向的護理」轉變。 (4) 此階段護理的特色是護理的工作場所從醫院延伸到家庭和社區，甚至延伸到只要有人的地方就有護理。護理工作範疇延伸到人的生命整體流程，護理對象延伸到對民眾的護理，並關注人和環境之間的平衡。

1-3 國際護士學會、國際護士節與授帽儀式

（一）國際護士節的由來

　　「5 月 12 日」國際護士節（南丁格爾的生日）是全世界護士的共同節日，爲了紀念近代護理的創始人：英國護士佛羅倫斯・南丁格爾（又稱「提燈女神」）而設立的。在這一天，世界各地會舉行紀念活動，激勵護士繼承和發揚護理事業的光榮傳統，以「愛心、耐心、細心、責任心」對待每一位病人，做好治病救人的工作。護理上的「白衣天使」以強烈的事業心和高度的責任感，把眞誠的愛心無私奉獻給了每一位患者，她們學習和發揚了近代護理學創始人佛羅倫斯・南丁格爾的精神。

（二）授帽儀式

　　潔白的燕尾帽，象徵著聖潔的天使；燃燒的蠟燭，象徵著「燃燒自己，照亮他人」。每逢 5 月 12 日國際護士節到來之際，醫院、護理學校等都會舉行莊嚴的護士授帽儀式，並慶祝「節日」的到來。授帽儀式是護生成爲護士的重要時刻。在護理學創始人南丁格爾像之前，伴隨著「平安夜」的莊嚴樂曲，護理人員跪在護理前輩的面前，前輩爲護理人員戴上聖潔的燕尾帽，護理人員接過前輩手中的蠟燭，站在南丁格爾像前宣讀誓言。「我宣誓：以救死扶傷、防病治病，實行人道主義，全心全意爲民眾服務爲宗旨，履行護理人員的天職；我宣誓：以自己的眞心、愛心、責任心對待我所護理的每一位病人；我宣誓：我將牢記今天的決心和誓言，接過前輩手中的蠟燭，把畢生精力奉獻給護理事業。」神聖且莊嚴的授帽儀式結束，護理人員正式成爲一名「白衣天使」。她將學習和發揚護理前輩「燃燒自己，照亮他人」的精神；她將履行救死扶傷、防病治病的人道主義護理人員天職，將眞誠的愛心無私奉獻給每一位病人；她將爲預防疾病、保護生命、減輕痛苦和促進人類的健康奉獻青春與熱血。

（三）南丁格爾獎章

　　正面有佛羅倫斯・南丁格爾的肖像及「紀念佛羅倫斯・南丁格爾，1820 至 1910 年」的字樣。反面的周圍圈圈刻有「永誌人道慈悲之眞諦」，中間刻有獎章持有者的姓名和頒獎日期，由紅白相間的綬帶將獎章與中央飾有紅十字的榮譽牌連接在一起。與獎章一道頒發的還有一張羊皮紙印製的證書。爲各國優秀護理人員的最高榮譽獎，每兩年頒發一次。

（四）主要的護理刊物

　　1900 年《美國護理雜誌》創刊，1952 年《護理研究雜誌》創刊，國際護士學會的正式刊物爲 1926 年出版發行的《國際護士報》，現在主要的護理刊物包括：《國際護理研究雜誌》、《高級護理雜誌》、《護理新進展雜誌》、《護理展望雜誌》、內科、外科、婦產科、兒科、精神科心理護理、社區護理、急診護理等專業性雜誌。

國際護士節的活動主題

2010 年	優質護理，服務社區：護理人員引領長期護理（Delivering Quality, Serving Communities：Nurses Leading Chronic Care）。
2009 年	提供高品質的產品，服務社區：護理人員創新領導關懷（Delivering Quality, Serving Communities：Nurses Leading Care Innovation）。
2008 年	提昇社區的護理品質，引領初級衛生保健（Delivering Quality，Serving communities：Nurse Leading Primary Health Care）。
2007 年	營造優良執業環境，提供優質護理服務（Positive Practice Environment：Quality Workplace = Quality Patient Care）。
2006 年	護理人員的適度配置對拯救生命相當重要（Saff staffing Saves lives）。
2005 年	為了病人安全，抵制偽劣藥品（In order to patient safety, the boycott and shoddy drugs）。
2004 年	護理人員：攜手戰勝貧困（Nurses：work together to fight poverty）。
2003 年	護理人員：反對歧視 AIDS，關愛全人類（Nurses：Fighting AIDS Stigma, Caring for All.）。
2002 年	無論何時何地，護理人員永遠為你服務：關愛家庭（Nurses Always There for You：Caring for Families）。
2001 年	無論何時何地，護理人員永遠為你服務：聯合反對暴力（Nurses, Always There forYou：United Against Violence）。
2000 年	無論何時何地，護理人員永遠為你服務（Nurses - Always there for you）。

國際護士會的宗旨

宗指與任務

1. 推動各國的健康服務，提高護理的學術標準
2. 改革護理教育設施，擴大護理服務的範圍
3. 改善護士的職業、社會以及經濟條件以提昇護理人員的地位
4. 與相關的衛生機構及組織合作
5. 強調護理人員應盡自己公民的職責
6. 發展護士之間的國際合作及友誼
7. 提昇護理教育的水準，培養合格的護理人員。
8. 協助各國護理人員發展其全國性的護理組織。
9. 充當各國護理人員的代言人。
10. 改善護理人員的福利狀況及社會地位。

1-4 護理學的概念及範疇

(一) 護理（Nursing）

1980 年 ANA（American Nurses Association）診斷和處理人類現存的或潛在的健康問題和反應。

(二) 護理學

1. 性質：在自然科學和社會科學指導下的綜合性應用學科。
2. 研究的對象：是研究有關預防保健、疾病治療及復健過程中護理理論、技能及發展規律的綜合性應用科學。
3. 地位：在健康科學中的一門獨立學科。

(三) 護理學的知識系統

護理學的知識系統分為基礎知識與專業知識。

1. 專業的特徵及護理專業：
   (1) 以服務為目的，滿足社會的需求。
   (2) 有完備的教育制度。
   (3) 有系統完備的理論基礎。
   (4) 有良好的研發系統。
   (5) 有專業的自主性。
2. 護理專業的工作範疇：
   (1) 根據護理功能來劃分：獨立性、合作性、依賴性。
   (2) 根據工作的專業性來劃分：專業性、擬專業性、非專業性。
   (3) 根據工作場所不同來劃分：醫院護理、社區護理、護理教育、研發及管理。

(四) 護理人員的角色及素質

1. 護理人員的角色：護理者、決策者、計劃者、溝通者、管理者與協調者、促進康復者、教育者與諮詢者、代言人與保護者、研究者，以及著作者、權威者。
2. 護理人員的特徵：
   (1) 有端莊的儀表及表率的功能。
   (2) 有專業責任心，敢於承擔責任。
   (3) 有解決問題的能力。
   (4) 有敏銳的洞察透視能力。
   (5) 有同情心及能設身處地地為服務對象著想。
   (6) 有扎實的理論知識及實際技能。
   (7) 有良好的溝通、諮詢及教育能力。
   (8) 有主動性及進取心。
   (9) 有獨立學習的能力。
   (10) 有自我反省及改善的能力。
   (11) 有研發的能力。

小博士 解說

1. 國內護理所面臨的問題：疾病種類的改變、人口老化、護理人員的數量不足、護理人員的學歷有待提昇、研發的水準有待提昇。
2. 臨床護理工作層面：臨床護理工作最先實行的是以疾病為導向的護理服務，以後，護理人員積極探討以人的健康為導向的整體性護理，護理範圍不斷擴大。

護理（Nursing）的内涵

1. 照顧（caring）	➡	照顧是護理永遠的主題。
2. 人道 (humanistic perspective)	➡	護理人員是人道主義的忠實執行者。
3. 協助的關係 (the helping relationship)	➡	是護理人員用來與服務對象互動，以促進健康的方式。

「護理」的三個發展階段

	疾病導向	病人導向	人的健康導向
背景	沒有疾病就是健康	新的醫學模式：生理、心理、社會醫學模式的產生	社會的發展、科技的日新月異以及疾病頻譜的變化：1977 年 WHO 提出的「2000 年人人享有衛生保健」的策略性目標
工作的內容	協助醫生診斷和治療疾病	使用護理程序，執行身心整體性護理。	以「2000 年人人享有衛生保健」的為工作目標
特色	1. 成為一門專門的職業。 2. 標準化的護理常規和技術操作。	1. 強調是一門專業，逐步形成了護理學的知識系統。 2. 使用護理程序來解決病人的健康問題，滿足病人的健康需求。	1. 綜合性的應用學科，對所有人、生命週期的所有階段的護理。 2. 工作場所從醫院延伸到社區、學校、老人院、臨終關懷醫院。 3. 工作方法仍然以護理程序為主。
弱點	見病不見人	場所侷限在醫院，對象侷限於病人。	

✚ 知識補充站

1. 護理專業的發展趨勢：護理教育、護理實務、護理管理、護理研發。
2. 護理人員的心理素質要求：良好的人生觀及職業動機、敏銳的觀察力及感知能力、精確的記憶力、良好的分析及批判性思考能力、穩定的情緒狀態及正面的情感感染力、堅強的毅力、良好的個性心理素質、良好的溝通交流能力。

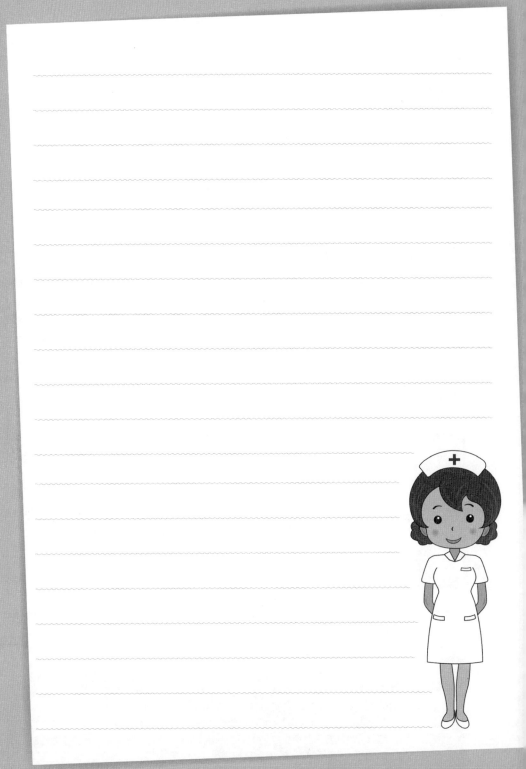

第 2 章
護理概論

本章核心概念
核心概念為護理專業的四個基本概念；整體性護理的概念及內涵。

本章學習目標
1. 說出護理工作者所面臨的工作任務。
2. 解釋護理學和護理學的基本概念；說出護理學的知識系統和範疇的內容。
3. 參觀醫院、查閱資料，歸納分析護理學的內涵與外插；以小組為單位討論護理工作任務；加深對護理的瞭解，提昇批判性思考能力和團隊合作精神。
4. 在內心激發對護理的職業憧憬，以學習護理專業而自豪，並產生將為優質地服務於患者而努力學習的信念。

2-1　護理學的概念

2-2　護理學的知識系統

2-3　護理的專業特徵和護理學的任務

2-4　護理的工作方式

2-1　護理學的概念

　　自 19 世紀以來，「什麼是護理」成為護理學界最關心和經常探討的問題，這反映了護理人員開始思考「護理學的本質是什麼」的問題。在 1996 年美國國家科學院所頒佈的「美國國家課程標準」中指出：瞭解科學的本質是科學素養的重要部分。對於護理專業的學生來說，首先要瞭解護理，如此方能學會運用護理理論來解釋護理現象和問題，進而運用所學之理論知識與技能來解決問題，達到護理的目的。但截至目前為止，對護理學的概念尚沒有公認的標準定義。對於護理學的學科性質尚處於爭議的階段，對護理學究竟是科學、藝術、還是二者的整合，是應用學科、還是基礎學科仍有諸多討論。

　　美國護理學家韓德森（HendersonV）是現代界定護理概念的第一人。1966 年，她提出「護士的獨特功能是幫助個人、患者或健康者進行保持或恢復健康（或安寧地死去）的活動，如果個人有能力、意願和知識，則幫助他儘快地獨立照顧自己」。1973 年，韓德森對護理的界定為國際護學士會所接受，將護理定義為「幫助健康的人或患病的人保持或恢復健康（或平靜地死去）」。1970 年美國護理學家羅傑斯（Rogers ME）提出「護理是幫助人們達到最佳的健康潛能狀態，護理所關心的是人：無論健康或生病、貧窮或富有、年輕或年老，只要是有人的地方，就有護理服務」。1980 年美國護士學會公佈護理的定義是：「診斷和處理人類反應出現存或潛在的健康問題」。而美國學者懷森（Watson, 1980 年）認為，護理學是一門專業性的關懷科學。

　　綜合以上所述，護理學是以自然科學及社會科學為基礎，研究維護人類身心健康的護理理論、知識、技能，以及發展規律的一門獨立性應用科學。它肯定了醫學與護理學的關係，即護理學是醫學科學中的一門獨立學科。護理學研究的目標是人類健康，既包括患者也包括健康者。護理學研究的內容是維護人類健康的護理理論、知識、技能，促進正常人的健康，減輕患者的痛苦與恢復健康，保護急重症患者的生命以及慰藉垂危患者，研究如何診斷和處理人類對現存和潛在的健康問題的反應。現代護理學的理論架構是由四個基本概念所組成：人、環境、健康、護理。對這四個概念的瞭解和認識程度直接會影響護理的工作、實務範疇、護士的角色功能及專業行為。

四個概念之間的關係	➡	缺少其中任何一個概念，都將使護理不能成為獨立的科學，且不能成為專業。
四個概念的核心是人	➡	即護理實務活動是以人的健康為中心的活動，護理對象存在於環境之中，並與環境互為影響。健康即為身體處於內外環境平衡、多重層級的需求得到滿足的狀態。護理的任務是創造良好的環境並幫助護理對象適應環境，進而達到最佳健康狀態。

國際護士節的活動主題

1. 人	(1) 人是護理的對象，也是護理學研究的對象之一。 (2) 人是生理、心理、社會相互統一的整體人，是在環境中活動的個別的人和團體的人。 (3) 對人之本質的認識和對人類健康保健活動的認識是護理理論發展及護理實務發展的重點和基礎。
2. 環境	(1) 環境包括內部環境和外部環境，外部環境又包括自然環境和社會環境等。 (2) 人的一切活動，特別是人的生命活動過程都在環境中進行。 (3) 現代的護理觀點重視人與環境的互動，護理不僅要幫助人們適應環境，還要力求創造適於人們生活和休養的環境，協助與指導人們提昇適應能力，以恢復或保持健康。
3. 健康	(1) 健康是身體的一種安適狀態。 (2) 護理活動的終極目標是提昇全人類的健康水準。
4. 護理	(1) 護理是護理人員與護理對象之間的互動流程。 (2) 護理的概念是隨著護理科學的不斷進步而發展的。 (3) Nurse（護理人員）這一名詞源於拉丁語，原為養育、呵護、照顧等意思。 (4) 1859 年護理學的創始人南丁格爾提出「護理是幫助患者利用環境獲得康復的行為」。 (5) 南丁格爾認為一個清潔的、良好通風和安靜的環境是恢復健康的基本條件。

＋ 知識補充站

護理的定義

在 20 世紀後半葉，許多護理理論家發展了她們自己對護理的理論界定，這些定義中包含了下列的共同觀點，即：(1) 護理是照護。(2) 護理是一種藝術。(3) 護理是一門科學。(4) 護理是以患者為導向。(5) 護理是整體性的。(6) 護理是適應性的。(7) 護理關心的是健康促進、健康維持和健康恢復。(8) 護理是一種協助性的專業。

2-2 護理學的知識系統

護理學為一門獨立的學科,經過一百年的發展,已逐漸形成了相對穩定的知識系統;除了護理學的專業知識之外,還吸收了其他的學科,例如醫學、社會學、心理學等方面的知識,構成自己的專業知識系統。但是不同的學者,對護理學的知識系統皆有不同的認知。

(一)西方對護理學知識系統的認知

美國學者卡渤認為護理的對象是人,因此護理學的概念及知識包括下列四個層面:

1. 倫理學知識:對護理學的職業道德及倫理的規律性知識。
2. 美學知識:護理藝術、技能或護理行為方面的知識。
3. 個人知識:透過個人的直覺感而獲取服務對象的知識。
4. 科學知識:透過科學實驗的方法所獲取的護理學知識。

(二)國內對護理學知識系統的認知

1. 基礎知識:
   (1) 自然科學知識:例如生物學、物理學、化學等。
   (2) 醫學基礎知識:例如解剖學、生理學、病理學、微生物學等。
   (3) 人文及社會科學知識:例如語文、哲學、美學、社會學、心理學、倫理學等。
   (4) 其他方面:例如電腦應用、數理統計等。
2. 護理專業知識:
   (1) 護理學的基礎知識:例如護理學導論、護理學基礎、護理理論等。
   (2) 臨床專科護理知識:包括各專科護理的理論及技術,例如內科護理學、外科護理學、婦產科護理學、兒科護理學等。
   (3) 預防保健及公共衛生方面的知識:例如社區護理、公共衛生護理、職業護理、學校衛生護理等。
   (4) 護理管理、教育及研發方面的知識:例如護理教育學、健康教育學、護理管理學、護理研發等。護理學的知識系統並非固定不變,而是隨著科技的不斷發展及護理研發的不斷進步而不斷地調整、豐富及完備化。

小博士解說
護理學的知識系統分為基礎知識與專業知識。

護理專業的工作範疇

| 根據護理功能來劃分 | ➡ | 獨立性、合作性、依賴性 |

| 根據工作的專業性來劃分 | ➡ | 專業性、擬專業性、非專業性 |

| 根據工作的場所不同來劃分 | ➡ | 醫院護理、社區護理、護理教育、研發及管理 |

護理學的範疇：

護理學是健康科學的重要部分，護理學的範疇與內容是伴隨著社會發展和人類健康的需求而發展變化的。護理學在護理實務中不斷地發展、完備、壯大，護理學的範疇分為下列幾個層面：

1. 確認護理學的研究對象、任務、目標：明確護理學的研究對象、任務、目標是護理學科建設的基礎。	(1) 與其他的事物一樣，它們也是隨著護理學科的發展而不斷變化發展的。 (2) 同時，由於它們是在護理實務基礎上形成的，所以，在相當的歷史時期需要相對的穩定性，這是跨學門整合以及人才培養的需求。
2. 建立和發展護理學理論系統	(1) 在護理實務中，如果發現舊理論無法解釋的新問題、新現象時，就會形成新的護理理論或發展原有的護理理論。 (2) 隨著醫學模式轉變為生物─心理─社會醫學模式，意味著護理實務新領域的開闢，將會建立和發展更多的護理理論，使護理理論系統不斷地豐富和完備。
3. 研究護理學與社會發展的關係	研究護理學與社會發展的關係就是研究護理學在社會中的功能、地位、價值，研究社會對護理學的影響及社會發展對護理學的要求等。
4. 形成護理子學科及跨學科整合	護理學科隨著現代科學的高度分化和廣泛整合，護理學與其他許多學科跨學門整合形成了許多新的跨學科和子學科，例如護理倫理學、護理心理學、護理美學、護理教育學、護理管理，以及急救護理學、骨科護理學、老年護理學等，進而更大範圍地促進了護理學的發展。
5. 深入護理科學的研究	(1) 提昇護理人員自身的素質：隨著科學的進步和社會的發展，人類對自身的認知逐步深入，護理學發展為以人為導向，並且從事護理學工作的人員素質也在不斷提昇。 (2) 如何造就和培養高級護理人才已成為提昇護理學科水準所必須研究的課題。

✚ 知識補充站

專業的特徵及護理專業：以服務為目的，滿足社會的需求，有完備的教育體制，有系統而完備的理論基礎，有良好的研發系統，有專業的自主性。

2-3 護理的專業特徵和護理學的任務

護理學是一門技術性的職業，還是一門具有獨特理論系統的專業，這是國內外醫學界及護理界長期有爭議的問題。

社會學家指出，一門專業的形成往往是以滿足人的某種需求、為社會謀福利開始的，先是職業活動再演變為專業活動。在這種轉化的過程中，一門專業逐漸建立了其科學的理論系統、正規的教育過程、獨特的實務方式以及特定的社會地位。醫學專業正是沿著這條道路轉化的。在由職業轉化為專業的過程中，醫學逐漸淡化了其慈善及關懷的中心，而將醫療、科技的手段作為專業的基礎，並逐漸形成了自己獨特的理論及實務系統。

由於護理工作本身具有特殊性，從事護理職業人員的性別相對單一化，以及護理專業形成過程中的歷史原因，使其專業化的進程極其艱難與緩慢。護理學在 1950 年代以前，一直被許多人認為是擬專業或輔助性專業。直到 1950 年代開始，國外護理界從改善護理教育制度、提昇護理的研發水準、開展護理理論的研究、改善專業團體的功能等方面，對護理往專業化的方向發展發揮了極大的推動功能，使護理學逐漸由一門技術性的職業轉化為一門專業。

具體地將之分析如下：

1. 以為人類服務為目的，不斷發展以滿足社會的需求：護理專業的從業人員應用自己的專業知識及技能，為服務對象提供各種護理服務，其目的是保障服務對象的健康及安全，最大程度地滿足服務對象的健康需求。

2. 有完備的教育制度：護理教育已經形成了多重管道、多重層級的教育制度。目前，西方有護理博士、碩士、學士等不同的教育方式，國內也有專科、大學部、碩士及博士教育制度，並在逐步延伸至博士後研究。

3. 有系統完備的理論基礎：護理學以社會科學、自然科學及醫藥學作為理論基礎，並不斷地探討其獨特的理論系統，以指導護理教育、研發及實務。

4. 有良好的研發系統：國外護理研發系統正在逐步地實施及改善。國內的護理研發也初具雛形，並隨著碩士及博士教育的不斷開展而逐漸發展及改善。

5. 有專業自主性：護理專業有自己的專業組織、自己的護理品質標準，並有執業考試以及職業考核制度、護理倫理以及法律方面的要求。

護理學的任務

1. 減輕痛苦	(1) 減輕個人和民眾的痛苦是護理人員從事護理工作的基本職責和任務。運用學習，掌握及運用護理知識和技能於臨床護理實務，幫助那些被疾病困擾的人們減輕身心痛苦，或在面對死亡時，給予安慰和支持。 (2) 幫助個人和民眾。
2. 維持健康	(1) 在維持健康的護理活動中，護理人員透過一系列護理活動來幫助人們取得並維持最佳程度的健康狀態。 (2) 例如教育和鼓勵患慢性病而長期臥床的老年患者做一些能力所及的活動，來維持肌肉的強度和活動度，以增強自理及自護的能力。
3. 恢復健康	(1) 恢復健康是幫助人們在患病或有影響健康的問題之後，改善其健康狀態。例如協助人們解除因為疾病所帶來的虛弱無力、食慾不振等，或協助護理對象發揮最大的潛能，逐步恢復健康。 (2) 協助殘障者參加他們能力所及的活動，使他們從活動中得到訓練和自信心，以利於他們恢復健康。
4. 促進健康	(1) 促進健康是協助人們獲取在維持或增進健康時所需要的知識及資源。促進健康的目標是協助人們維持最佳健康水準或健康狀態。 (2) 護理人員可以透過健康教育，使人們瞭解和懂得參加適當的運動有益於增進健康。 (3) 例如在未感染疾病階段，協助人們維護健康、預防疾病。在人們發病的初期，能立即發現問題，憑藉早期診斷和治療以防止病情的發展。

＋ 知識補充站

護理學的任務：隨著社會的發展和人類生活水準的提昇，護理學的任務和目標已發生了深刻的變化。身為一名護理人員，不僅要在醫院為患者提供護理服務，還需要將護理服務延伸到家庭和社區，為健康的族群提供保健。如此便要求護理人員以整體性的觀點來加以評估、分析和滿足個人及團體生理、心理、社會、精神、文化、發展等方面的需求，協助服務對象獲得最大程度的健康。

2-4　護理的工作方式

1. 個案護理：指由一名護理人員來完全承擔一位患者的護理活動，是一種一對一的護理模式，即專人負責對患者實施個人化護理，適用於搶救急重症患者或某些特殊患者，也適用於臨床教學的需求。此種護理方式，護理人員責任明確，並負責完成其全部護理內容，能掌握患者的整體性情況，但是此種護理方式的缺點在於過度耗費人力。

2. 功能性護理：指以工作任務為導向來做單位分工，即以完成各項醫囑和一般性之基礎護理為主要工作內容。護理可以分為「生活護理護理人員」、「治療護理人員」、「辦公室護理人員」等來完成護理任務，這是一種流水作業的工作方法，在人員較少、任務較重的情況下，能有效、經濟地達到各種既定目標，從事某項護理活動的護理人員對這項護理活動非常熟悉，組織管理的流程也相當簡單。但是此種工作方式的缺點在於工作過於機械化，缺少與患者交流的機會，較少考量到患者的心理和社會文化需求，護理人員較難掌握患者的整體性情況，重複性的工作易於導致護理人員疲勞、厭煩，而不利於建立良好的護患關係。

3. 小組制護理：指以分組護理的方式對患者做整體性的護理，護理人員分為小組來做護理活動，小組一般由 3～5 名護理人員所組成，每組分別管理 10～20 名患者。由組長制定護理計畫和措施，安排小組成員完成任務及實現確定的目標。小組成員由護理長、護理師、護理人員等不同級別的護理人員所組成，小組成員既彼此共同合作，又各司其職，此種護理工作方式能發揮各級護理人員的功能，可以維持良好的工作氛圍。但是其缺點在於護理人員的個人責任感相對地減弱，會影響護理的品質。

4. 責任制護理：指由責任護理人員和輔助護理人員按照護理程序對患者做整體性、系統性和持續性的整體性護理。其結構是以患者為導向，要求從患者住院到出院均由負責任的護理人員對患者實行 8 小時上班製，24 小時的負責制（分為白天、小夜班及大夜班三班制）。由負責任的護理人員來評估患者的情況、制定護理計畫和執行護理措施。責任制護理是一種以患者為導向的護理工作方式，責任護理人員的責任明確，對患者的生理、心理、社會文化、感情精神等方面都有整體性的瞭解，其他的護理人員按照責任護理人員的護理計畫為患者提供護理。此種護理方式的缺點在於要求對患者 24 小時負責難以實現，而且文字記錄書寫任務較重，需要的護理人員也較多，故在臨床護理上難以開展。

小博士 解說　護理工作的特點

護理和醫療同樣是醫院工作的重要部分。護理人員是醫院工作的主要人員之一，占全院工作人員的 1/2 以上，其護理工作在醫院工作中具有舉足輕重的地位，有其自身的特點。

護理工作的特色

1. 護理工作 的社會性	(1) 「國際護理學會護理人員守則」中指出：護理的需求是全球性的，護理從本質上而言，就是尊重人的生命，尊重人的尊嚴和尊重人的權利。 (2) 也就是說，護理工作有重要的社會價值，除了和醫生一起擔負著治療任務之外，還擔負著促進患者康復的任務，為患者提供醫療上的需求，而且為患者提供生活上、精神上、安全上、環境上和社會上的需求。 (3) 護理工作不僅與醫院人員有密切的關係，而且與患者及家屬、社會具有不同程度的關係，護理工作的範圍，不僅是患者，還包括社會大眾的健康人。
2. 護理工作 的技術性	(1) 要想做好護理工作，護理人員必須具有基礎醫學和臨床醫學知識，懂得疾病發生、發展其所有規律及各種因素對療程的影響，同時還要學習人文科學、行為科學、社會科學等方面的知識，唯有提昇了人文、科學綜合素養，才能出色地完成護理工作。 (2) 隨著人們生活水準的不斷提昇，人們對健康認知日益深入化，如此便要求護理工作把患者看做是一個兼具生物性、心理性、社會性的整合體。要對患者負責，對患者的身心健康執行有計劃、系統的整體性護理，提昇患者的安全感。
3. 護理工作 的服務性	(1) 「護理人員倫理學國際法」規定：「護理為患者服務，負責創造促進恢復健康的、物質的、社會的和精神的環境，並以教育的示範方法著重於預防和增進健康。」 (2) 也就是說，護理工作一方面直接服務於患者，急患者所急，解患者之所難，為患者的治療、生活等提供方便；另一方面又對醫療工作、臨床研發工作、預防保健工作等做出服務。
4. 護理工作 的合作性	(1) 護理工作的重要性是由它在醫院工作中的地位決定的，整個醫院工作從門診、急診、就診、留待觀察、搶救、手術到住院、出院，無一例外地有護理人員參加第一線工作。 (2) 護理人員的業務水準、責任心和事業心與醫院的醫療品質密切相關，能否及時發現患者的症狀、徵象與正確診斷和治療息息相關；能否正確提出護理措施，與患者恢復健康有直接功能。因此，護理人員與醫生對醫療品質的保證，就像一輛馬車的兩個輪子，缺一不可。 (3) 隨著醫療技術水準的不斷提昇和發展，護理工作越發凸顯出其合作性的特點，如此便要求每一位護理人員要有合作精神，共同為患者提供高品質的護理服務。

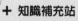

＋ 知識補充站

1. 綜合性護理是透過最有效地利用人力資源，最適當的選擇並綜合運用各種護理的工作方式，為患者提供既節省成本，又高效率、高品質的護理服務。此種護理工作方式既考量到成本效益，又為護理人員的個人發展提供了空間和機會。其缺陷在於需要較多的護理工作人員，還有未能做到完全按照護理程序來開展護理工作。

2. 各種護理工作方式都是有繼承性的，而新的工作方式皆是在原有的基礎上來加以改進和提昇。這幾種工作方式在護理學的發展歷程中都發揮了重要的功能。在此需要注意的是任何護理工作方式都應該以整體性的護理觀念為引導，其區別應在於護理服務的分工、排班和責任上有所不同，在臨床護理實務中可以根據實際的情況來擇優篩選。

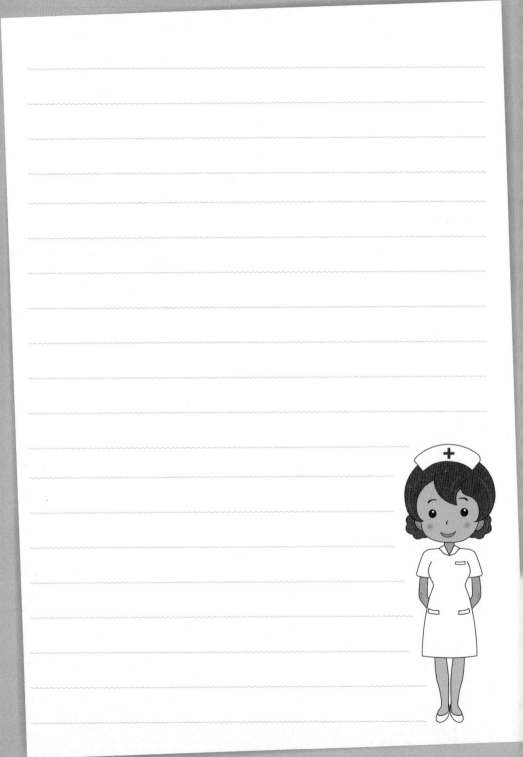

第 3 章
人的基本需求

本章核心概念

　　本章的核心概念為人之基本需要的內容與特徵；人的成長與發展的原則和規律。由於護理的服務對象是人，人自然成為護理專業中最為關注的概念。身為一位護理人員，正確的認識人的整體特徵，掌握人的基本需求，瞭解人的成長與發展規律，熟悉人的自我概念，對今後為服務對象提供高品質的服務是非常重要的。

本章學習目標

1. 名詞解釋：整體、基本的需求、成長、發展、自我概念。
2. 瞭解人之基本需求的內容，人的基本需求的特徵。
3. 瞭解人的成長與發展的原則和規律。
4. 認知「人」對從事護理工作的啟發。
5. 掌握需求、基本需求的概念、影響需求滿足的因素、馬斯洛的人類基本需求層級論、需求理論對護理的意義。
6. 熟悉需求的分類、需求的特徵。
7. 瞭解韓德森的病人需求模式。

3-1　人是一個整合的整體

3-2　人人的成長與發展

3-3　生長發展的規律

3-4　需求概論

3-1　人是一個整合的整體

（一）整體的概念

整體是按照一定的方式、目的而有次序排列的各個要素的集合。整體強調：

1. 一是組成整體之各個要素的互動、相互影響，而且任何一個要素發生了變化，將會引發其他要素的相應變化。
2. 整體所產生的行為結果大於各個要素單獨行為的單純相加（即非線性的一加一大於二）。在整體之中各個要素功能的正常發揮，有助於其整體功能的發揮，進而提昇整體的功效。

人是一個身心統一、內外協調、不斷變化，而由生理、心理、社會、精神、文化等多方面所組成的整體，各個部分互動、相互影響，其中任何一方的變化均會在相當程度上引起其他方面之功能的變化；而人體各個方面之功能的正常運轉，又能有利地促進人體整體性功能的最大發揮，進而使人獲得最佳的健康狀態。把人視為整體是現代護理理論系統的核心。

（二）人是一個開放系統

人為一個生物系統，由呼吸、循環、神經、內分泌等多個子系統所組成，而各個子系統之間不斷地做物質、資訊、能量的交換。例如人總是不斷地從外界攝取食物和向外界排泄廢物，總是不斷地從外界獲取資訊，形成自己的思想，並向外界表達自己的觀點、立場與態度。人的健康有賴於身體內部各個子系統之間的平衡與協調，以及身體與環境之間的和諧與適應。人的基本目標是保持身體的平衡，此種平衡包括身體內部各個子系統之間以及身體與環境之間的平衡。所有具有生命的系統都有一個內部環境和圍繞在它周圍的外部環境，護理的主要功能是幫助個人調整其內部環境，去適應外部環境的不斷變化，以獲得並維持身心的平衡。

人是一個開放系統，在護理上具有特殊的意義：即要想維持身體的平衡，不能只侷限於對身體系統或各個器官功能的協調平衡，同時要注意環境中的其他人，家庭、社區以及更多的民眾對身體的影響，唯有如此才能使人的整體功能發揮和運轉得更好。

（三）在護理之中，人的範圍

隨著護理學科的發展，護理的服務範疇與服務內容在不斷地深入和延伸，護理的服務對象從單純的病人擴大到了健康的人。由於人是家庭的一部分，而家庭又是社會的一部分，因此護理中人包括了個人、家庭、社區和社會四個層級。護理的最終目標不僅是維持和促進個人高水準的健康，而且更重要的是因應家庭、社區導向，最終將達到提昇整個人類社會的健康水準。

人的基本需求之五大層面

1. 生理層面的需求	(1) 即與維持人的生理功能有關的需求，例如氧氣、食物、休息、排泄等需求。 (2) 其主要功能維持身體平衡，若得不到滿足，就無法生存或延續後代。
2. 社會層面的需求	(1) 意指個人與社會中其他人或團體互動的需求，例如與他人溝通、交友等。 (2) 其主要的功能是維持心理與精神的平衡，若得不到滿足，就會產生不愉快的情緒體驗。
3. 情感層面的需求	意指人表達自身所體驗的喜、怒、哀、樂等各種情感的需求。
4. 認知層面的需求	(1) 意指個人在認知與思考層面的需求，例如個人需求不斷地學習，探究事物的真相，喜歡思考問題等。 (2) 其主要的功能是實現自身生存價值，若得不到滿足，將會產生自卑、無助、無能的感覺。
5. 精神層面的需求	(1) 是有關人的精神信仰、精神依託與精神支持，例如祈禱、宗教信仰等。 (2) 其主要的功能是尋求心靈上的慰藉，否則就會產生精神的空虛。

基本需求的特性

人類有大致相同的基本需求 ➡ 人類的基本需求，不論是古代人還是現代人，其基本需求大致上是相同的。

每種需求的重要性因人而異 ➡ 個人的各種需求，是受到個人的期望、文化價值、基本的健康狀況及個人身心發展程度等影響。

各種需求彼此之間可以相互聯結 ➡ 一般來說，生理需求的滿足可以促進認知方面之需求及社會方面之需求的滿足，精神方面需求的滿足可以保證生理功能的良好狀態。

✚ 知識補充站

基本需求的定義

人的基本需求（need）是指個人為了維持身心平衡並求得生存、成長與發展，在生理和心理上最低程度的需求，即「個人對事物的慾望或需求」。當個人的需求得到滿足時，就處於一種相對平衡的健康狀態；當個人的需求得不到滿足時，就會陷入緊張、焦慮等負性情緒之中，甚至會導致疾病的發生。護理的功能就是幫助護理對象滿足其基本需求，以達到最佳的健康狀態。需求（心理學）是指人腦對生理與社會要求的反應，也是形成動機的前提。

3-2 人的需求、成長與發展

(一) 影響基本需求滿足的因素

1. 生理因素：例如各種疾病、疲勞、疼痛與生理殘障等。例如一個口吃的人會因為交流困難而不願與他人來往，影響其愛與歸屬感需求的滿足。

2. 情緒因素：古代就有「思傷脾」之說，事實上，許多情緒因素，例如焦慮、興奮、恐懼等均會影響人體需求的滿足。

3. 知識與智力因素：缺乏相關的知識或資訊，例如缺乏有關營養層面的知識，很難滿足身體對營養的需求。智力低落者會影響其擷取知識和資訊，自然會影響其對自身需求的滿足。

4. 社會因素：緊張的人際關係或民眾壓力過大等，容易影響愛與歸屬的需求及自尊需求的滿足。

5. 環境因素：陌生的環境與不良的環境會造成身體的不適，進而影響需求的滿足。

6. 個人的因素：個人的信仰、價值觀、生活習慣與生活經驗。例如一個長期素食者，可能會影響其身體對營養需求的滿足。

7. 文化因素：社會的風俗與民眾的習慣，例如文盲的婦女與接受過高等教育的婦女，對自尊及自我實現需求可能會有不同的認知。

(二) 人的成長與發展

護理的服務對象涉及到各個年齡層的人。因此，護士必須對人之生命週期的整體流程有所瞭解。生長與發展的概念如下：

1. 生長（growth）：是指個人在生理層面的量化成長。此種成長是可以測量和觀察的，例如身高、體重、頭圍、年齡等。

2. 發展（development）：是個人隨著年齡成長及與環境之間的互動而產生的身心變化過程，它是生命中有順序、可預測的改變，是學習之結果與成熟的象徵，是人在質化的層面所發生的變化，不易測量。發展在人的一生中是持續進行的，它不僅包括生理層面的變化，還包括心理及社會層面的適應。發展中包含有生長層面的內容，但並不限於此，因為人的發展具有整體性，生理、心理及社會的功能彼此之間會相互影響。

3. 成熟（maturation）：是指生理上的成長與發展潛能得以充分發揮的過程，它是由遺傳基因所決定的。廣義的成熟還包含有心理社會層面的內容，即個人不僅獲得了生理層面的整體性發展，還呈現出許多成熟的行為。成熟是生長和發展的綜合性結果。生長、發展與成熟是相互影響、相互關聯的一組概念，並不能截然地加以分開。

小博士解說

1850 年代，許多心理學家、哲學家和護理學家從不同角度探討了人的基本需求，其中影響力最大、應用最為廣泛的是馬斯洛的人類基本需求層級理論。馬斯洛認為，人的基本需求有不同層級，按照其重要性和發生的先後順序，由低到高分為五個層級，分別為：生理的需求、安全的需求、愛與歸屬的需求、自尊的需求以及自我實現的需求。

生長與發展通常的六個層面

生理層面	➡	意指身體的發育和各個部分功能的改善。
認知層面	➡	意指獲得和利用知識的能力增強,認知能力會表現為觀察力、判斷力、記憶力、想像能力等。
社會層面	➡	意指與他人的互動功能和相互影響層面的發展。例如:對人生觀、價值觀的認知。
情感層面	➡	意指個人的感覺和主觀經驗的發展,例如:喜、怒、哀、樂的心理體驗與表現。
精神層面	➡	意指對個人生命的意義、生存價值之認識層面的發展。
道德層面	➡	意指個人在人生信仰及是非觀念的發展。

註:上述的六部分,除了生理層面之外,其他五部分都屬於心理社會領域。但是各個部分彼此相互關聯,是一個統一的整體。

生長與發展的基本原則

1. 生長與發展是按照持續、循序、規律和可預測的方式來進行的	(1) 例如民間諺語的「七坐八爬」是指小孩七個月會坐,八個月會爬。 (2) 由此可以明顯地看出人之生理發展的順序性及預測性。 (3) 此外,心理發展也一樣有其順序性,根據其順序可以預測每一個年齡層的需求。
2. 每個人都要經過相同的發展過程	即各個發展階段。
3. 每一個人的發展都是按照自己獨特的方式和速度發展	即使是雙胞胎,生長在相同的家庭環境中,也有其個別的特質。
4. 每一個發展階段具有相當的特徵	(1) 例如孔子的四十歲是中年人的階段,在於擁有相當的知識背景,到達「不惑」的階段,能夠對社會有貢獻。 (2) 七十歲時,累積了許多的智慧進而內化到自己的人格之中,其特性是「從心所欲不逾矩」
5. 每一個人的基本態度、氣質、生活方式和行為等都會受到嬰幼兒期發展的影響	例如一個生活在關愛環境下的孩子,長大之後就比較會為關心他人;反之,一個生長在怨恨、失落、不安全環境下的孩子,長大以後會對人有較多的猜忌,這是中西一致的看法,是人類發展共通的地方。
6. 發展是透過逐步的成熟和不斷地學習而獲得的	(1) 若個人尚未發展成熟,就給予相當的環境刺激,反而會抑制個人的發展,例如「揠苗助長」;若個人發育成熟,而不施與教育,則會影響個人日後的發展。 (2) 在國內,外在環境的配合,主要是父母、老師,例如三字經中的「養不教,父之過,教不嚴,師之惰」。

3-3　生長發展的規律

（一）持續性和階段性

生長發展在整個小兒期不斷地進行，呈現出一個持續的過程，但是各個年齡層的速度各不同。一般年齡越小，體格成長越快。在出生之後以最初 6 個月最快，尤其是頭 3 個月，出現出生之後的第一個生長高峰；後半年生長速度逐漸減慢，至青春期又迅速地加快，出現第二個生長高峰。

（二）各個系統器官發育的不平衡性

人體各系統的發展順序遵循一定的規律，有各自的生長特色。神經系統發育較早，生殖系統發育較晚，淋巴系統則先快後回縮；皮下脂肪在年幼時較爲發達，而肌肉組織則必須到學齡期才發育加速；其他例如心、肝、腎等系統的成長基本上與體格生長平行。

（三）循序性生長發展，遵循由上到下、由遠到近、由粗糙到細密、由低階到高階、由簡單到複雜的順序。

例如出生之後運動發育的規律是：先抬頭，後抬胸，再會坐、立、行（自上到下）；先抬肩、伸臂，再雙手握物；先會控制腿，再控制腳的活動（由近到遠）；先會使用全部的手掌來握物品，之後發展到能以手指摘取（從粗糙到細密）；先會畫直線，進而能畫圖、畫人（由簡單到複雜）；先會看、聽和感覺、認識事物，再發展到記憶、思考、分析、判斷（由低階到高階）。

（四）個別的差異性

生長發展雖按上述一般規律發展，但是在一定的範圍內，由於受到遺傳、營養、環境、教養等因素的影響，進而存在較大的個人差異，且隨著年齡的成長越來越顯著。

（五）影響生長與發展的因素：

1. 遺傳因素：是影響人類生長與發展的重要因素之一。遺傳的差異會影響人的身高、體重、膚色、種族、外貌等層面，同時也會影響人的性格、氣質、能力等。
2. 環境因素：是另一個影響人類發展的重要因素。包括：
   (1) 家庭：家庭是人接觸最多、關係最爲密切的一個環境。家庭的首要功能是滿足家庭成員的一些基本需求，例如溫飽、安全、愛與歸屬的需求。如果家庭因經濟困難、照顧知識不足或家庭不和等原因無法滿足這些需求時，就會影響個人的生長與發展。
   (2) 學校：是提供正規化教育及社會化的場所。人一生的前段時期大多是在學校度過的，而這段時間又是個人迅速成長的時期。學校透過系統地傳授知識，協助個人在認知層面成長，提供給個人將來立足社會的必要的知識、技能與社會規範。同時學校也兼顧個人的體格鍛煉與藝術薰陶。
   (3) 其他因素：個人的營養及健康狀況，對待事物、對待他人、對待自己的傾向或態度等因素，會影響個人的發展。①社會：不同的社會文化對人在各發展階段所需求完成的任務具有不同的要求，不但會影響兒童的教育教養，而且會影響人的就業、家庭的建立及自我實現。②營養：充足、合理的營養是生長發育的物質基礎。③健康的狀況：個人的健康狀況不僅會影響其體格發育，還會不同程度影響心理及智力的發育。

人的自我概念：自我概念的架構

北美護理診斷協會（NANDA）認為，自我概念由四個部分所組成，即身體的心象、自我特徵、角色表現和自尊。

身體的心象
（body image）
➡ 是指個人對自己身體的感覺和看法。個人是透過認識自己的外表、身體結構和身體功能形成對身體心象的內在概念。個人良好的身體心象有助於正面自我概念的建立。

自我特徵
➡ 1. 是個人對有關其個人性與獨特性的認知。通常人們是以姓名、性別、年齡、種族、職業、婚姻狀況及教育程度等來確定其身份與特徵。
2. 人體特徵也包括個人的信念、價值觀、性格與興趣等。自我特徵的目的是區別個人和他人。

角色表現
➡ 是對於一個人在特定社會系統中某一特定位置的行為要求和行為期待。例如個人因為能力有限或對角色要求不明確等原因，而不能好好地完成角色所規定的義務時，則挫折與不適便會產生，其結果是負面的自我概念。

自尊
➡ 是指個人對自我的評價，它也屬於自我概念的範疇。在個人與環境的互動中，若個人的行為表現達到別人所期望的水準，受到了家人或對其有重要影響之人的肯定和重視，其自尊自然會提昇。而自尊的提昇又有助於個人正面自我概念的發展。

✚ 知識補充站

1. 自我概念的定義：是指一個人對自己的看法，即個人對自己的認同感。自我概念不是與生俱來的，它是隨著個人與環境的不斷互動，綜合環境中其他人對自己的看法與自身的自我覺察和自我認識而形成的。某些學者認為，一個人的自我概念是以自身對下列各個層面情況的感知和評價為基礎而產生的，包括個人的工作表現、認知功能、自身形象和外在吸引力、是否受人喜歡、解決問題的能力、特別的天賦和其他，例如性吸引力、自立的情況、經濟的情況等。

2. 良好之自我概念的重要性：自我概念是個人身心健康的必要元素，它會影響個人的所思所想、所作所為以及個人的抉擇等。自我概念低落時，則時常會流露出對自己的失望、不滿意、甚至憎恨等；擁有良好之自我概念者對自身的能力、天賦、健康、美貌等抱有足夠的信心，因此，他能夠建立起良好的人際關係，並能夠有效地面對人生的困境。

3-4 需求概論

（一）需求的特徵

1. 需求的動力性及無限性；2. 需求的共同性與獨特性；3. 需求的整體關聯性；4. 需求的社會歷史制約性。

（二）影響需求滿足的因素

1. 生理因素；2. 情緒因素；3. 知識與智力因素；4. 社會因素；5. 環境因素；6. 文化因素。

（三）需求的相關理論

1. 馬斯洛的人類基本需求層級論：美國著名心理學家馬斯洛（Abraham Maslow）將人的基本需求按照其重要性和發生的先後順序排列成五個層級，並使用「金字塔」的形狀來加以描述，形成了人類基本需求層級理論。

2. 各個層級之間的關係：

(1) 必須先滿足低層級的需求，再考慮高層級的需求。

(2) 各種需求得到滿足的時間並不相同。

(3) 低層級需求是高層級需求產生的基礎。

(4) 各個層級的需求會重疊出現。

(5) 各需求之間層級的順序並非固定的，由優勢需求來決定並不斷地變化。

(6) 越高層級的需求，其滿足的方式差異越大。

(7) 人的需求滿足程度與健康成正比。

（四）生理的需求

1. 氧氣：呼吸困難、呼吸道阻塞所導致的缺氧；2. 水：脫水、水腫、電解質紊亂、酸鹼失衡；3. 排泄：便祕、腹瀉、大小便失禁、尿滯留；4. 營養：各種特殊飲食、營養不良；5. 體溫：體溫／環境溫度過高或過低；6. 休息和睡眠：疲勞、各種睡眠形態紊亂；7. 避免疼痛：各種急、慢性疼痛。

（五）需求

1. 刺激的需求：例如對活動、感官刺激、娛樂活動；2. 安全的需求：包括生理、心理的需求；3. 愛與歸屬的需求：包括護患的關係、親友、病友；4. 尊重的需求：包括隱私、習慣、信仰、習慣、形象的改變等；5. 自我實現的需求：影響能力的發揮，尤其是能力的喪失，重新建立生活的目標。

（六）社區護理服務的對象

嬰幼兒、兒童、青少年、中年人、老年人、婦女、不同族群的個人及社區中的家庭。

小博士解說 凱利希的人類基本需求理論

在馬斯洛提出人的基本需求層級理論數年之後，理查・凱利希將此一理論以修改，在生理和安全需求之間增加一個層級，即刺激的需求。

需求的定義

| 需求（need） | ➡ | 個人對事物的慾望或要求。 |
| 需求（心理學） | ➡ | 是指人腦對生理與社會要求的反應，也是形成動機的前提。 |

凱利希的人類基本需求理論示意圖

自我
實現

尊重、自尊

愛、歸屬感、親密感

保護、防護、安全感

性、活動、探險、操縱、好奇

食物、空氣、水、溫度、排泄、休息、免於疼痛

✚ 知識補充站

1. 需求理論對護理的意義分為對護理實務的意義、對護理理論的意義、對護理教育的意義、對護理管理的意義、對護理研究的意義。
2. 對護理實務的意義：
   (1) 識別病人未滿足的需求，發現護理的問題。
   (2) 領悟和理解病人的行為和情感。
   (3) 預測病人即將出現或未表達出的需求。
   (4) 依據需求的層級，識別護理問題的輕、重、緩、急。
3. 運用需求理論來滿足不同服務對象的基本需求：
   (1) 住院病人；
   (2) 社區護理服務對象。

馬斯洛人類基本需求層級論的生理需求

氧氣	呼吸困難、呼吸道阻塞所導致的缺氧症
水	脫水、水腫、電解質紊亂、酸鹼失衡
排泄	便祕、腹瀉、大小便失禁、尿滯留
營養	各種特殊的飲食、營養不良
體溫	體溫 / 環境溫度過高或過低
休息和睡眠	疲勞、各種睡眠形態紊亂
避免疼痛	各種急慢性疼痛

馬斯洛的人類基本需求層級理論

刺激的需求	例如對活動、感官刺激、娛樂活動的需求。
安全的需求	包括生理、心理。
愛與歸屬的需求	包括護患關係、親友、病友。
尊重的需求	包括隱私、習慣、信仰、習慣、形象的改變等。
自我實現的需求	影響能力的發揮，尤其是能力的喪失，重新建立生活目標。

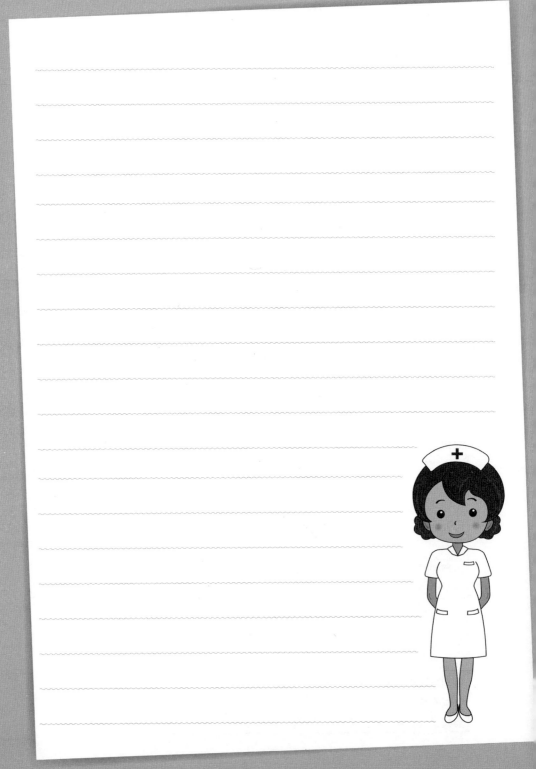

第 4 章
健康與疾病

本章核心概念

　　健康與疾病是健康科學中兩個最基本的概念，是人類生命活動本質、狀態及品質的一種反映。護理的基本任務是幫助人們維護健康、預防疾病、恢復健康、減輕痛苦，進而使每個人保持最佳的健康狀態。因此，護理承擔著維護人類健康與提供保健服務的責任，從護理角度研究健康與疾病的概念及相關問題，對發展護理理論、豐富護理實務具有深遠的意義。

本章學習目標

1. 瞭解疾病對病人及社會的影響。
2. 熟悉影響健康的因素，健康的測量指標，生存品質，疾病發生的原因，患病行為及心理，健康與疾病的關係。
3. 掌握健康及其相關概念，次健康的狀態，促進健康及提高生存品質的護理活動，疾病的概念，一、二、三級預防的定義，預防疾病的措施。
4. 掌握促進健康及提高生存品質的護理活動。
5. 熟悉疾病發生的原因、健康與疾病的關係、世界衛生組織衛生保健的策略性目標。
6. 瞭解初級衛生保健。

4-1　健康概論

4-2　影響健康的因素

4-3　促進健康的護理活動

4-4　次健康狀態

4-5　生存品質的概念

4-5　生存品質的概念

4-6　疾病的概念

4-7　患病行為和心理

4-8　健康與疾病的關係

4-9　護理人員在健康保健事業中的功能

4-1　健康概論

（一）健康的概念

健康（health）是一個複雜、具有多重因素、綜合性且不斷深入發展的概念，其意義相當廣泛，且涵蓋不同的層面。在古代英語中有強壯（hale）、結實（sound）和完整（whole）的意思。隨著社會發展、科技發展及價值觀的變化，人們逐漸接受健康是美好生活的基礎、是適應社會的多重能力這一觀點。

1. 古代的健康觀：由於古代的生產力水準相當低落，科技和醫學的水準十分落後，對人體生命活動的認識相當膚淺，只能使用簡單的類比方法模糊地解釋人體的生理、病理變化，其中，帶有較多的主觀猜測性，迷信色彩較爲濃厚。隨著生產力的日益發展，人們對健康的認知逐步地深入，對健康與疾病有了粗淺的歸納。例如古希臘的醫學始祖希波克拉底所撰寫的「希氏文集」，已逐漸地擺脫迷信的外衣，具有辯證式的觀點，傾向於從整體來認識身體。古代中國哲學把萬物歸爲陰和陽，人體也不例外，陰陽協調則身體健康。當各種因素（例如「七情六慾」）運作於身體，易於導致身體陰陽失調，進而引起疾病。受到古代哲學思想的影響，將健康與疾病的發生與人體的物質變化聯結起來，形成一種自發的、朦朧的「健康整體觀」。

2. 近代的健康觀：隨著近代醫學的形成，對人體健康的定義有了進一步的發展：
   (1) 傳統的生物個體健康觀認爲，健康就是人體處於各個器官系統發育良好、體質健壯、功能正常、精力充沛，且具有良好的工作效能的狀態。此種健康觀是生物醫學模式的產物，主要從人的主觀認知層面來看待健康，將健康與疾病視爲「互斥」的關係，著重於使用人體測量、體格檢查和各種生理、生化指標來加以衡量，重視人的生理特徵、忽視人的社會特徵和心理特徵。此種健康觀並不利於人們整體認識健康、研究健康、追求健康。
   (2) 生態平衡健康觀掌握了健康的重要特徵，使人們對健康的認識前進了一步。此種健康觀重視人生命活動的各種平衡（包括體液平衡、代謝平衡等），重視人體的致病因素（生物病原體爲主）、宿主和環境三者之間的動態平衡，如果上述各種平衡處於協調的狀態則身體健康，如果平衡失調或遭到破壞則身體發生疾病。這種健康觀忽視了平衡始終是相對的，而且忽視了社會及心理狀態的平衡。

健康的局部概念

健康就是沒有疾病健康就是沒有疾病 ➡	傳統的生物個體健康觀
健康是人們感到身體舒適 ➡	功利主義，舒適 ≠ 健康
健康是人體正常的功能活動 ➡	忽視人體精神心理的功能
健康是人體正常的生理、心理活動 ➡	忽視人的社會適應性

道德的健康

内容 ➡
1. 健康者不以損害他人的利益來滿足自己的需求,
2. 具有辨別真與偽、善與惡、美與醜、榮與辱等是非觀念,
3. 能夠按照社會行為的規範準則來約束自己及支配自己的思想行為。

原則 ➡
1. 維護個人的健康。
2. 不損害他人的健康。
3. 積極地增進他人的健康。

現代的健康觀

在 1948 年世界衛生組織(World Health Organization, WHO)從生物 - 心理 - 社會現代醫學模式開始,從社會學角度對健康的定義為:「健康,不僅是沒有疾病和身體缺陷,還要有完整的生理、心理狀態和良好的社會適應能力」。	1. 此一定義顯示了健康的本質,指出了健康所涉及的若干層面。 2. 在 1989 年,WHO 又提出了關於健康的新概念:「健康不僅是沒有疾病,而且包括身體健康、心理健康、社會適應良好和道德健康」的四維度 (4D) 健康觀。
WHO 將健康概念由單純的生理方面轉變到包含生理、心理、社會及道德四大層面的健康觀。	1. 強調人的整體性健康。 2. 考量了人的自然屬性,又著重於社會屬性。 3. 將人看成既是生物的人,又是心理、社會的人。
WHO 對健康的定義把健康的內涵延伸到了一個新的認知境界。	1. 對健康的解釋從傳統侷限於生物學範圍,擴大到生物、心理、社會等方面,直接指向了健康本身;將人當作整體來看待,為護理學的發展開闢了廣闊的前景。 2. 將健康看作是動態的變化過程,闡明健康可以有不同的水準。 3. 從關注個人的健康擴大到重視團體的健康。 4. 將健康議題置於人類社會的核心,確認健康不僅是醫務工作人員的目標,也是國家和社會的目標。

不同學科的健康概念

學科的觀點	健康的定義
流行病學的觀點	宿主對環境中致病因素具有抵抗力的狀態
生物醫學的觀點	身體在結構、功能上的良好狀態
生態學的觀點	人和生態之間適應協調關係的產物
社會學的觀點	個體身體和 / 或行為狀態符合社會規範道德
生物 – 心理 – 社會醫學的觀點	身體結構與功能正常、心理和社會適應狀態良好
經濟學的觀點	一種可以運用購買健康服務而獲得的商品

4-2　影響健康的因素

　　人生活在自然和社會環境中，其健康受到多種因素的影響。影響健康的主要因素包括生物因素、心理因素、環境因素、生活方式和醫療衛生服務系統。

（一）生物因素（biological factors）

　　人爲生物屬性，其生命活動是建立在生物的軀體之上。因此，生物因素是影響人類健康的主要因素。包括生物性致病因素及遺傳因素。1. 生物性致病因素：病原微生物會引起身體傳染病、寄生蟲病和感染性疾病。例如結核、肝炎、愛滋病 (AIDS)、重症急性呼吸症候群病毒等傳染性疾病，是影響健康的主要因素。2. 遺傳因素：遺傳因素是影響健康極爲重要的因素。人類的染色體帶有各式各樣的顯性或隱性基因，會引起染色體遺傳性疾病，例如色盲、血友病等；某些遺傳因素會增加某些疾病發生的危險性，例如代謝障礙、內分泌失調和免疫功能異常等。要提倡優質婚配，優生優育。

（二）心理因素 (psychology factors)

　　人的心理活動建立在生理活動的基礎上，反過來，情緒或情感透過神經系統影響人體組織器官的生理和生化功能。「黃帝內經」中多處提到「怒傷肝」、「喜傷心」、「思傷脾」、「憂傷肺」、「恐傷腎」，認爲情緒紊亂會引起不同疾病。例如焦慮、恐懼、憂鬱等情緒會導致失眠、血壓升高、食慾下降、心率加快、月經失調等症狀，影響疾病的轉化。良好的情緒會增進健康、延緩衰老，提高身體的免疫力，甚至可以治病。負面的情緒會損害健康。

（三）環境因素 (environmental factors)

　　環境是人類賴以生存和發展的社會及物質條件的總和。人類在不斷變化的環境中生存和發展，人類依賴環境而生存，但是環境中也存在著大量危害人類健康的因素。幾乎所有的疾病或人類的健康問題都與環境因素有關。環境因素包括自然環境和社會環境。1. 自然環境：包括空氣、水、陽光、氣候、食物以及衛生設施等。例如氣溫、濕度、氣壓、聲波、振動、噪音及輻射等超過某一個程度時，就會影響人體健康；自然界的水質、氣候和土壤中的某些成分也會對人的健康造成影響。2. 社會環境包括政治、經濟、文化、教育、風俗習慣、職業、社交、婚姻、家庭及福利等多個層面。

（四）生活的方式

　　1. 不良的生活方式可導致機體內部失調而致病。2. 美國保健學家畢洛克（Belloc NB）和布瑞斯洛（Breslow L）：(1)每天正常規律的三餐，不吃零食。(2)每天吃早餐。(3)每週作 2 - 3 次的適量運動。(4) 適當的睡眠（7 - 8 小時）。(5) 不吸煙。(6) 保持適當的體重。(7) 不喝酒或少喝酒。

（五）醫療衛生服務系統

　　1.醫療保健網路是否健全？ 2.醫療保障系統是否完備？ 3.團體是否容易獲得及時而有效的衛生保健和醫護等方面的服務。

影響健康的因素

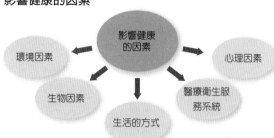

＋ 知識補充站

影響健康的因素：醫療衛生服務系統

1. 醫療保健網路是否健全？
2. 醫療保障系統是否完備？
3. 民眾是否容易獲得及時而有效的衛生保健和醫護等方面的服務？

影響健康的因素

1. 社會政治制度	(1) 包括立法和社會支援系統、全社會資源分配制度、就業和工作制度、工作強度等。 (2) 衛生保障制度相對健全和完備的國家或地區，民眾的健康水準則會相對地較高。
2. 社會經濟因素	(1) 透過如工作條件、生活條件、營養條件和衛生保健服務設施等影響健康。 (2) 例如先進國家或地區主要的疾病是癌症和心腦血管疾病，而發展中國家或地區主要的疾病是傳染病和呼吸系統疾病。
3. 社會文化因素	1) 包括教育制度、人們的文化素質、家庭和鄰里的影響。 2) 也包括大眾媒介、風俗習慣和宗教信仰以及各種社會潮流的影響。
4. 生活方式	(1) 是指人們長期受到相當程度的文化、民族、經濟、社會、風俗、規範、特別是家庭影響而形成的一系列生活習慣和生活意識。 (2) 包括個人的飲食、作息及調適壓力的方式等。 (3) 不良的生活方式，例如不良的飲食習慣、吸煙、酗酒、吸毒、體育活動和體力活動過少、生活節奏緊張、家庭結構異常、安全駕駛觀念薄弱等，會導致身體內部失調或意外事故而威脅健康。
5. 醫療衛生服務系統	(1) 是指社會衛生醫療設施和制度的改善狀況。 (2) 良好的醫療衛生服務系統應有健全的衛生保障系統，充足的必需藥物供應，優質的醫療衛生服務。 (3) 例如醫療資源佈局不合理，初級衛生保健網路不健全，重治療輕預防的傾向嚴重， (4) 加上健康觀念的落後、醫療品質低、誤診漏診、醫院交叉感染、服務品質較差等都會直接危害民眾健康和影響醫療品質。

健康的概念

健康的概念	➡	1.健康不但是沒有疾病和身體缺陷，還要有完整的生理、心理狀況和良好的社會適應能力， 2.除此之外還應具有高尚的道德觀念。
WHO 對健康定義的優點	➡	1.從過去侷限於生物學範圍，擴大到生物、心理、社會經濟等多重層面。 2.將健康看作是動態變化的過程。 3.從關注個人的健康擴大到重視團體的健康。 4.健康是國家和社會的目標。
社會環境與人的健康有密切的關係	➡	1.正面的社會環境將促進人的健康。 2.負面的社會環境會直接導致人體患病。

4-3 促進健康的護理活動

（一）促進健康的護理活動

1. 定義：是指透過護理人員的努力，使公眾建立並發展促進健康行為的活動。
2. 促進健康的行為：指個人或團體表現出來、客觀上有利於自身和他人健康的一組行為。包括下列幾個層面：(1) 日常的健康行為：例如營養適量、飲食平衡、睡眠適量、積極地運動等。(2) 保健行為：能夠合理地使用醫療保健服務，例如預防接種、定期體檢等，以維持身體健康的行為。(3) 避免有害的環境行為：能夠透過調適、主動迴避、積極地應付等行為避免有害的環境傷害。例如空氣污染、生活環境緊張等。(4) 戒除不良的嗜好行為：例如戒菸、戒毒、不酗酒、不濫用藥物等。(5) 預警的行為：意指預防事故發生和一旦發生事故之後如何正確處理的行為。例如乘飛機或汽車主動繫好安全帶，發生車禍之後能自救和他救的行為。(6) 求醫的行為：是指在覺察到自己有某種疾病時，尋求合理的醫療協助的行為。例如主動求醫、真實提供病史和症狀。(7) 遵從醫囑的行為：是指在確認有病之後，能夠積極地配合醫療和護理的行為。(8) 病人角色的行為：有病之後及時解除原有的角色職責，而接受醫療和社會服務，在身體條件允許的情況下充分地發揮主動性。在傷病致殘之後，要積極地復健，以正確的人生價值觀和歸宿感來對待病殘和死亡。
3. 促進健康的護理活動內容：個人和團體促進健康行為的建立，有賴於有效的促進健康護理活動的執行，協助人們樹立正確的健康觀念。運用健康教育的方式和醫療保健的方式來好好地控制、干預和預測人們的健康問題，誘導和激勵人們的健康行為，去除或減少不健康的行為。

（二）提昇生存品質的護理活動

　　社會的發展，人們已經越來越重視和追求生活的品質，而不僅僅是生存的數量。護理人員的任務也不僅僅是解除病痛，延長服務對象的生命，還要努力提昇服務對象的生存品質。提昇生存品質的護理活動如下：

1. 生理的領域：做好生活護理，避免不良刺激，保證病人有良好的生理舒適感。具體的內容包括：(1) 消除或緩解病人的疼痛與不適。例如保持病人舒適的體位、遵照醫囑給予止痛劑、鬆弛療法、適量運動等。(2) 保持周圍環境的安靜，保證病人有足夠的休息和睡眠。(3) 滿足病人飲食、飲水、排泄等生理方面的基本需求。
2. 心理的領域：運用良好的溝通技巧，做心理疏導，鼓勵病人宣洩，協助護理對象從對死亡的不安中解脫出來，面對現實，認識生存的價值，樹立正確、豁達的生死觀，激發生的欲望、激勵潛在的力量。
3. 社會領域：鼓勵病人家屬及重要關係人經常探望或陪伴病人，給予病人社會的支持和溫暖，使病人獲得情感上的滿足。

促進健康的行為

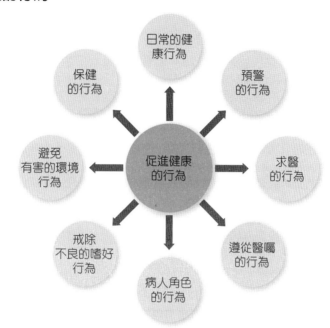

日常的健康行為

預警的行為

保健的行為

求醫的行為

避免有害的環境行為

促進健康的行為

戒除不良的嗜好行為

遵從醫囑的行為

病人角色的行為

需求的定義

內容 ➡
1. 健康者不以損害他人的利益來滿足自己的需求，
2. 具有辨別真與偽、善與惡、美與醜、榮與辱等是非觀念，
3. 能夠按照社會行為的規範準則來約束自己及支配自己的思想行為。

原則 ➡
1. 一是維護個人健康；
2. 二是不損害他人健康；
3. 三是積極地增進他人的健康。

✛ 知識補充站

道德健康對醫務人員的特殊要求：

1. 要積極地向病人、社會展開健康教育、傳授和普及保健知識。
2. 要積極地參加初級衛生保健工作。
3. 醫務人員必須在實務中不斷提昇健康道德修養，不斷地改善自我。

4-4　次健康狀態

（一）次健康狀態（Subhealth）的定義

次健康狀態是近年來國內外醫學界提出的一個新概念。

1. 現代健康觀認為，從健康到疾病是一個從量變到質變的持續動態流程。當一個人的身體介於健康與疾病之間的邊緣狀態，臨床檢查並無明顯的陽性徵象，但是身體各個系統的生理功能和代謝活力降低，出現身心疲勞，創造力下降，伴隨著自我感覺不適的症狀，此種生理狀態稱為次健康狀態。

2. 腦力和體力超過負荷、不良的生活習慣、心理失衡、衰老、疾病的前兆、人體生物週期中的低潮時期是引起次健康狀態的常見因素。人體次健康狀態具有動態性、兩重性，其結果可能是回歸健康或轉向疾病。因此，護理人員應協助個人運用自我調控、體育活動、心理調節等措施，來強化社會、家庭、營養、倫理和心理等因素對人體健康的正面影響，促進個人向健康轉化。

3. 此外，次健康狀態應與疾病的無症狀現象相互鑒別，後者雖然沒有疾病的臨床症狀或徵象，但是在本質上存在病理改變及臨床檢測的證據。人體次健康狀態可能是疾病無症狀現象的更早期型式。

（二）次健康狀態的界定

1. 軀體次健康。2. 心理次健康。3. 社會適應性次健康。4. 道德方面的次健康。

（三）次健康狀態的起因

1. 腦力和體力超過負荷的程度。2. 不良的生活習慣。3. 心理失衡。4. 衰老。5. 疾病的前兆。6. 人體生物週期中的低潮時期。

（四）次健康狀態的五大危害

1. 次健康是大多數慢性非傳染性疾病的疾病前狀態；2. 次健康狀態明顯影響工作效能和生活、學習品質；3. 心理次健康極易導致精神心理疾患，甚至造成自殺和家庭傷害；4. 次健康狀態與生物鐘紊亂構成因果關係，直接影響睡眠品質，加重身心疲勞；5. 嚴重的次健康會明顯地影響健康壽命，甚至造成英年早逝、早病和早殘。

（五）次健康狀態的簡單測試

1. 鞠躬 VS 心臟：(1) 方法：在測試之前靜坐 5 分鐘，測得脈搏。然後做鞠躬的姿勢，連做 20 次（頻率適中），測得脈搏數。休息 1 分鐘後，測脈搏。將三次脈搏數相加，減 200，再除以 10。(2) 結果：0～3（心臟強壯），3～6（心臟良好），6～9（心臟普通），9～12（需要關注心臟了！），12 以上（要儘快地看醫生）。

2. 單腳站立 VS 人體老化：(1) 方法：被測人單腳站立，雙手緊貼大腿兩側，閉上雙眼，另一個人看碼錶 (2) 結果：男性：20～29（11.3 秒），30～39（9.9 秒），40～49（8.4 秒），50～59（7.4 秒），60～69（5.8 秒），女性比男性以推遲 10 歲來計算。

促進健康的行為

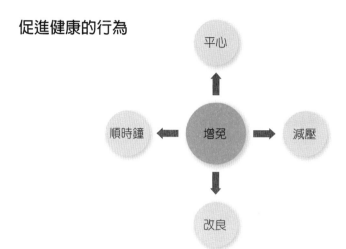

衡量健康的十大標準

精力充沛	能夠從容不迫地應付日常生活和工作。
處事態度	樂觀積極，樂於承擔任務不挑剔。
善於休息	睡眠良好。
適應環境	應變能力較強。
抵抗力	對一般的感冒和傳染病具有相當程度的抵抗力。
體重適當	體態勻稱。
眼睛明亮	不會發炎，反應敏捷。
牙齒清潔	無缺損，無疼痛，牙齦顏色正常，無出血。
頭髮有光澤	無頭皮屑。
肌肉骨骼等	骨骼健康，肌肉、皮膚有彈性，走路相當輕鬆。

✛ 知識補充站

學生次健康的自我測量

1. 常常對著書本發呆。
2. 情緒壓抑，做什麼事情都不高興，本來很喜歡的遊戲或者項目也提不起興趣。
3. 經常想不起老師交待的作業，或者明明已經放好的文具盒卻找不到。
4. 不想去上學，害怕面對老師和同學，只想待在自己的小房間裡。
5. 寧可把自己的心思寫在日記裡，也不願意告訴同伴或者父母。
6. 念書念一下子就覺得特別累，總想睡覺。
7. 晚上睡不好，總是做夢，睡眠的狀況較差，經常會黑眼圈。
8. 免疫力下降，經常盜汗、出虛汗、容易感冒或過敏。
9. 看到自己很喜歡的美味佳餚食慾也不高。
10. 舌尖發紅，舌苔厚膩，口苦、咽乾，大便乾燥，小便短赤，愛發無名火。

4-5　生存品質的概念

（一）生存品質的概念

包括多重維度的概念與主觀健康的指標。

（二）生存品質的判斷標準及模式

1. 一般性的狀態
   (1) 身體的狀態
   (2) 心理的狀態
   (3) 社會的關係
   (4) 環境
   (5) 獨立的程度
   (6) 精神、宗教、個人信仰
2. 一般性量表：
   (1) 疾病影響量表
   (2) 健康量表
   (3) 社會功能量表
3. 特殊性量表：
   (1) 糖尿病病人生存品質測量量表
   (2) 癌症病人生存品質測定量表
   (3) 腦中風者生存品質量表

（三）提昇生存品質的護理活動

　　由於社會的進步，人們已經愈來愈重視和追求生活的品質，而不僅僅是生命的長短。護理人員的任務也不僅僅是解除病痛、延長壽命。

1. 生活的領域：做好生活的護理，避免不良的刺激，保證病人有良好的生理舒適感。其詳細的內容包括：(1) 解除或緩解病人的疼痛和不適。例如保持病人舒適的體位，遵照醫囑給予止痛劑、鬆弛療法，適量的運動等；(2) 保持周圍環境的安靜，保證病人有足夠的休息和睡眠；(3) 滿足病人飲食、飲水，排泄等生理層面的需求。
2. 心理領域：運用良好的溝通技巧，做心理上的疏導，鼓勵病人宣泄，協助護理對象從對死亡的不安之中解脫出來，面對現實。
3. 社會的領域：鼓勵病人的家屬及重要的關係人，經常探望或陪伴病，給予病人的支持與溫暖，使病人獲得情感上的滿足。

小博士 解 說

1. 生存品質（quality of life）：生存品質意味著一種幸福，是在生活中體現真正的自我，擺脫虛偽，泰然處世的狀態。
2. 生存品質的概念（WHO 的定義）：生存品質是指個人在其所處的文化和風俗習慣的背景下，由生存的標準、理想、追求的目標所決定的對其目前社會地位及生存狀況的認知和滿意程度。

世界衛生組織 (WHO) 對生活品質的定義

WHO 的定義 ➡	生存品質是指個人在其所處的文化和風俗習慣的背景下，由生存的標準、理想、追求的目標所決定的對其目前社會地位及生存狀況的認知和滿意程度。
生存品質（Walker）➡	是一個包括生理、心理特徵及其受限程度的廣泛概念，它描述個人執行功能並從中獲得滿足的能力。
生存品質（Patrick）➡	是指在疾病、意外損傷及醫療干預的影響下，與個人生命條件和事件相關聯的健康狀態和主觀滿意度。
生存品質（Levi）➡	是對個人或民眾所感受到的身體、心理、社會各方面良好的適應狀態的一種綜合性測量，而測的結果用幸福感、滿意度或滿足感等來表示。
生存品質（Katz）➡	是完成日常工作、參與社會活動和追求個人愛好的能力，是病人對生活環境的滿意程度和對生活的全面評估，包括認知、情感和行為方面。

促進健康的護理活動

1. 定義	意指透過護理人員的努力，使民眾建立並發展促進健康行為的活動。
2. 促進健康的行為是指個人或團體所表現出來的，而在客觀上有利於自身和他人的一組行為。	(1) 日常的健康行為：例如營養適量、膳食均衡、睡眠適量與積極地訓練等。 (2) 保健的行為：能夠適度地使用醫療保健服務，例如預防接種、定期體檢等，以維持身體健康的行為。
3. 避免有害環境的行為	能夠透過調適、主動迴避、積極的應付等行為來避免有害環境的傷害。例如空氣汙染、生活環境緊張等。
4. 戒除不良嗜好的行為	例如戒菸、戒毒、不酗酒、不濫用藥物等。
5. 預警行為	意指預防事故發生和一旦發發生事故之後如何正確地處理的行為。
6. 遵照醫囑的行為	是指在確認有病之後，能夠積極地配合醫療和護理的行為。
7. 求醫的行為	是指覺察到自己有某種疾病存在，尋求醫療協助的行為。例如主動地求醫，真實地提供病史及病症等。
8. 病人角色的行為	在有病之後及時解除原有的角色職員，而接受醫療和護理的行為。

4-6 疾病的概念

　　人類對疾病（disease）的認知隨著時代的日新異、科技的進步而不斷地深入和改善。身為一位健康服務人員，護理人員應瞭解疾病的概念，認識患病後對人的生理、心理、社會及精神及影響，以協助人們儘快地恢復健康。

　　人類對疾病的認識經歷了不斷發展及修正的流程，此處列舉了具代表性的疾病概念。

1. 疾病是鬼神附體和陰陽失衡。古代的科技十分落後，人類對生命活動的認知相當膚淺，迷信色彩濃厚，認為疾病是鬼神活動的結果，甚至出現專門對抗鬼神的巫醫。隨著醫療科技的發展，人們對疾病的認識逐步深入。古代中國哲學家認為萬物歸為陰和陽，人體亦然。當各種因素（例如「七情」、「六慾」）運作於人體，陰陽失衡則會引起疾病。與此同時，古希臘醫學家希波克拉底認為，人體內有四種基本流質：血液、黏液、黑膽汁和黃膽汁，四種流質不正常混合或污染則會導致疾病的發生。

2. 疾病是身體功能、結構、形態異常。隨著近代醫學的發展，人類對疾病有了進一步的認識。疾病是身體功能、結構、形態的異常。在生物醫學模式的指引之下，此概念非常具有影響力，是人類追求對疾病本質的認知和近代自然科學發展的結果。在此種疾病觀的指引之下，許多疾病的奧祕都從生物學的本質上顯示出來，使人類在征服疾病的行程中取得了巨大的進步。然而，該定義也有明顯的缺陷：並不是所有的疾病都有結構、形態的改變，同時其只針對特定的器官和組織，忽視了整體人的功能變化。

3. 疾病是自身穩定的破壞。疾病是身體穩定受到破壞的結果。該觀點認為生命以維持內環境的平衡為目的，各種刺激因素運作於身體，造成內部環境平衡紊亂，引起疾病。這是人類在整體觀和應激學說指引之下對疾病所作的解釋。

　　綜上所述，可以將疾病定義為：疾病是身體（包括身體和心理）在相當程度的內外部因素的運作下，而引起的相當部位之功能、代謝、形態結構的變化，呈現為損傷與抗損傷的整體病理流程，是身體內外部環境平衡的破壞和正常狀況的偏離。可見，人類對疾病的認知經歷了一個不斷發展的流程。各種學說互為補充，使人們對疾病本質的認識漸趨深入和成熟。從護理的角度而言，疾病並不是單一原因的單純結果，而是各種生態因素和社會因素運作的複雜結果。

小博士 解說 **現代的疾病觀**

　　疾病是身心在相當程度的內外部環境因素的運作下，所引起的相當部位機能、代謝和形態結構的變化，呈現為損傷與抗損傷的整體病理流程，是身體內部及身體與外部環境平衡的破壞和正常狀態的偏離或終結；是一個人的生理、心理、社會、精神、感情受損的綜合表現，是人類無數生態因素和社會因素運作的複雜結果。

古代的疾病觀

疾病是鬼神附體 ➡ 巫與醫的結合

疾病是身體的陰陽失調 ➡ 以簡樸的方法論為基礎的疾病理論

近代的疾病觀

疾病 ➡

1. 疾病是由醫生所治療的，並不符合人類需要的一種狀態。

2. 疾病是不適、痛苦和疼痛。

3. 疾病是社會行為，特別是工作能力的喪失或改變。

4. 疾病是身體功能、結構和形態的改變：從本質上、基本上掌握了疾病發生的原因，忽視了身體的整體性。

5. 疾病是身體固定狀態的破壞。

6. 疾病是身體對有害因子運作的反應。

現代的疾病觀

患病（illness） ➡

1. 是指病人本人或其他人對其疾病的主觀感受，常常是病人身體或心理上的不適、厭惡、不愉快或難受的一種自我感覺和體驗。

2. 為問診的起點。

疾病的狀態（sick） ➡

1. 是對自我感覺或他人認為患病的人的各種症狀加以測量或測定的一種表述，或者是使用病理生理等各種醫學術語來歸納及解釋的可觀察、可感知的現象。

2. 為認識問題的根據。

疾病（disease） ➡

1. 是客觀性地存在，一般是指根據醫學科學的知識及理論對疾病狀態所做的病理生理的解釋和說明。

2. 為本質性的顯示。

4-7　患病行為和心理

　　患病是指病人本人或他人對其疾病的主觀性感受，常常是病人身體或心理上的不適、厭惡、不愉快或難受的一種自我感覺和體驗。一般將身體上或精神上的某些障礙所造成的某種痛苦或哀傷定義為患病。疾病則是客觀性地存在，一般是指根據醫學科學的知識及理論對疾病所做的病理生理學的解釋和說明。

（一）患病之後病人的行為反應

　　當人們感受到身體的不適時，通常會出現下列的行為反應：

　　1. 不求醫的行動或延緩求醫：當人們感覺不適的症狀不太嚴重，對日常生活和心理沒有造成明顯的影響時，往往不求醫或者延遲求醫的時間。2. 求醫或尋求親友協助：當疾病症狀相當明顯或加重，為生活帶來不便時，有些人會去醫院診治疾病，有些人會和親友敘述自己的感受以獲得協助。3. 躊躇徘徊：有些人會在求醫和不求醫之間徘徊，原因是希望能夠儘早地解除身體的不適，但是又害怕承受疾病診治流程所帶來的心理衝擊和身體的痛苦。4. 採取對抗行為：對抗行為包括兩個層面：一方面，有些人即使症狀很明顯，也拒不就醫；另一方面，有些人則可能到處求醫，試圖證實自己並未患病。

（二）患病之後病人的主要心理反應

　　心理的反應因人而異，一般人在患病之後，會出現下列的心理反應：1. 焦慮或恐懼：引起病人焦慮的原因有許多，焦慮的程度也因人而異。例如對疾病的診斷和治療的擔心、家庭經濟負擔、事業問題及陌生環境等。2. 依賴性的增強：部分病人因為患病，受到親人及周圍人的特殊照顧，成為人們關心協助的焦點，所以在患病之後，病人會下意識地變得軟弱無力，依賴性增強，甚至行為會變為幼稚。3. 猜疑心加重：病人的表現為多疑和矛盾行為。對周圍事物比以前敏感，聽見別人低聲說話以為是在談論與自己有關的事情；有的人在患病之後想休息又怕別人說自己無病呻吟，想出院又怕在出現危險時，無法獲得救治。4. 自尊心增強：在患病之後由於其他需要的滿足出現障礙，進而使自尊心比平時更加強烈。病人一方面要求別人對他加倍地關心，而另一方面又拒絕別人的關照，認為別人的關照意味著自己的無能。5. 情緒容易激動：病人表現為情緒不穩定，對輕微的刺激也異常敏感，遇事不能克制自己，稍有不滿就發怒，也容易悲傷和落淚。6. 孤獨感：病人在患病住院之後，由於環境和人員的陌生而感到與世隔絕，可能會出現孤獨感，渴望親戚和朋友來陪伴自己。7. 習慣性心理（僥倖心理）：病人在患病之後並不能馬上接受患病的事實，希望醫生診斷錯誤。8. 害羞和罪惡感：有些病人認為患病是自己心理或行為不當的結果，是神靈對自己的懲罰，內心會產生害羞和罪惡感。9. 主觀感覺異常：病人對周圍的聲、光、溫度及自身的症狀都特別敏感，例如心跳正常卻覺得心慌，胃腸活動正常卻認為是消化不良。10. 非理性休克及反常行為：一般發生於突然罹患某種病症或病情加重時，其表現為發呆、言語行為無目的、無真實感等。

疾病發生的原因

引起或促進疾病發生的原因 ➡ 1. 外界的因素：生物、物理、化學、營養因素

2. 內部的因素：神經內分泌、免疫、遺傳因素

3. 自然的環境

4. 社會心理因素

5. 醫源性疾病

疾病的三角模式

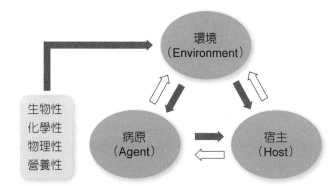

生物性
化學性
物理性
營養性

疾病的發生的原因（三角模式）

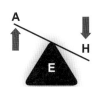

病原增強疾病的發生　環境的改變有利於病原

宿主的易於感染性
增加

環境改變宿主易於感染
性增加

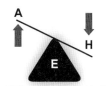

疾病發生的原因（輪狀模式）（epidemiological wheel）

強調宿主與環境的互動，注重生態系統的協調與平衡。

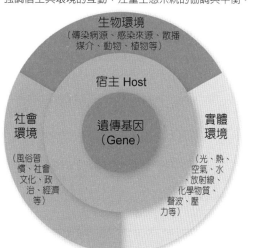

4-8　健康與疾病的關係

（一）健康 - 疾病持續相位模式的定義

　　在 1970 年代，有人提出健康與疾病是一種持續流程的觀點，認爲人從生命開始到結束，是由健康與疾病所構成的一種線性頻譜，其一端則是良好的健康狀態。

（二）健康的特色

1. 任何人的健康狀況都處在此一持續的相位所構成的線性頻譜的某一點上，而且處在不斷動態的變化之中。
2. 在持續相位上任何一點都是一個人在生理、心理、社會等各方面的綜合性表現，包含了健康和疾病成分。健康與疾病是相對的，是動態變化的，在相當的條件之下可以相互轉化，哪一個方面占有主導的地位，就表現出哪一方面的現象與特徵。
3. 人體本身的防禦功能及影響人的健康狀況的有害因素，在醫護人員的努力下，隨時可以改變。護理人員應協助服務對象確認其在健康 - 疾病持續相位的位置，並採取相當程度的措施來協助其盡可能地向健康的方向發展。

（三）護理與健康保健

1. 保健的概念：是保護人體健康之意，指爲了提昇健康水準而對個人或團體採取預防、醫療和康復措施。保健的實質在於尋找和消除破壞人體與環境之間平衡狀態的各種因素，維護、修護或重建被破壞的健康平衡，增加健康的潛能。
2. 保健系統：國內醫療衛生保健系統是指以醫療、預防、保健、醫療教育和研發工作爲功能，由不同層級的醫療衛生機構所組成的整體。預防疾病的措施有：
   (1) 一級預防（primary prevention）又稱爲病因預防，是從病因上防止健康問題的發生，是最有效的預防措施。主要採取自我保護措施及特殊保護措施，防止疾病的發生。
   (2) 二級預防（secondary prevention）又稱爲「三早」預防，其關鍵即爲是早期發現、早期診斷、早期治療，是防止或減緩疾病發展而採取的措施。二級預防又稱爲臨床前期預防。
   (3) 三級預防（tertiary prevention）又稱爲臨床期預防，即積極性治療、預防併發症並採取各種促進身心健康的措施，以防止疾病進一步惡化或出現傷殘，最大程度地恢復健康，即把健康問題的嚴重程度壓縮到最低的程度。運用三級預防，可以減輕傷殘的程度，協助其恢復部分或全部自我料理的能力。

患病之後的行為反應

患病之後的行為反應	→	1. 不採取就醫行動或延遲就醫 2. 採取就醫行動以尋求或醫務人員的協助 3. 躊躇徘徊 4. 採取對抗的行為

患病行為及心理：影響個人對待疾病的因素

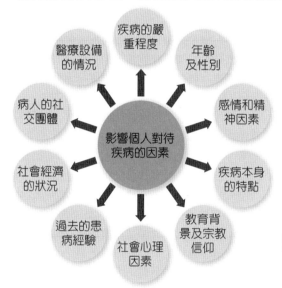

患病行為及心理：主要心理反應

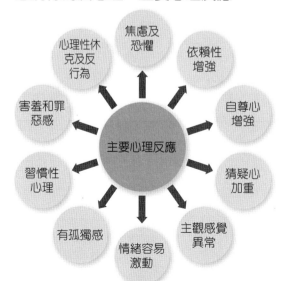

＋ 知識補充站

世界衛生組織保健的策略性目標為人人享有衛生的保健（WHO，1977），其目標提出的背景為世界衛生的狀況、社會經濟問題、衛生保健服務系統的發展狀況、社會的發展趨勢。世界衛生組織的宗旨為使全世界的民眾獲得最高水準的健康。

4-9　護理人員在健康保健事業中的功能

　　隨著經濟的發展、科技的進步、民眾生活水準的提昇，健康觀發生了很大的變化，開始追求更高、更完善的衛生保健服務及高品質的生活。此外，隨著汙染的加重、城市化和人口老齡化的加快，與生態環境和生活方式密切相關的衛生問題日趨明顯，非傳染性疾病例如心腦血管、癌症、精神心理疾病等，患病率呈現上升的趨勢，進而威脅了人們的健康，預防它們相當重要。護理人員是衛生保健工作的主要力量，承擔了重要的預防保健及防病治病的責任。護理人員已經開始走出醫院，走向社會，關注個人和團體的健康狀況，聚焦於生理、心理、社會三個層面，為社區老人、婦女、兒童、慢性病患者等重點族群提供諸如中老年人保健、婦幼保健、青少年保健、疾病普查、預防接種、慢性病護理、職業病防治、心理諮詢等健康保健服務，並開展家庭病床服務，滿足院外患者的基本治療和護理需求。護理人員還可與社區衛生服務人員、社會工作者共同合作，開展社會衛生監督性服務，開展企業、學校、機關、街道衛生人員的業務訓練及技術交流。此外，護理人員開展多樣化、內容廣泛的健康教育，來激勵人們自我護理的潛能，指導人們掌握自我保健知識與技能，更新健康理念，養成健康的生活方式和良好的行為習慣，以促進健康，預防疾病，不斷增進健康的水準。

（一）環境性和職業性癌症

　　癌症是全世界最重要的死因，在 2008 年之中，共有 1270 萬新發癌症病例及 760 萬例死亡。在全球之中，所有癌症中的 19% 是由包括工作環境在內的環境因素所引起，每年導致 130 萬人死亡。世界衛生組織將 107 種物質、合成劑及暴露環境歸類為人類致癌物。外部環境的致癌因素是指環境中導致罹患癌症的危險升高的因素，例如空氣污染、紫外線輻射及室內的氡等。每十名肺癌死亡患者中就有一名與工作環境中的危險因素密切相關。肺癌、間皮瘤和膀胱癌是最常見的職業性癌症。

（二）角色與病人的角色

1. 角色：(1) 是對某特定位置的行為期待與行為要求，是一個人在多重層面、多方位的人際關係中的身份和地位；(2) 是一個人在某種特定場合下的義務、權利和行為準則。

2. 病人的角色：(1) 脫離或減輕日常生活中的其他角色及義務；(2) 病人對於其陷入疾病狀態沒有責任，有權利接受協助；(3) 病人有恢復健康的義務；(4) 病人有配合醫療和護理的義務。

3. 常見的病人角色適應不良及心理的原因：(1) 病人角色行為的衝突；(2) 病人角色行為的強化；(3) 病人角色缺乏；(4) 病人行為異常；(5) 病人的行為消退。

4. 護士在協助病人角色適應中的功能：(1) 一般性諮詢；(2) 隨時性諮詢；(3) 情感的諮詢。

小博士 解說

1. 初級衛生保健（Primary Health Care, PHC）：是人們所能得到的最基本的保健照護，包括疾病預防、健康維護、健康促進及康復服務。(1) 是達到健康的方式是衛生保健的策略；(2) 是衡量一個國家的衛生體制是否健全及全民健康素質優劣的重要指標。

2. 世界衛生組織保健的策略性目標提出的背景：(1) 世界衛生的狀況；(2) 社會經濟問題；(3) 衛生保健服務系統的發展狀況 (4) 社會的發展趨勢

健康與疾病具有持續性的關係

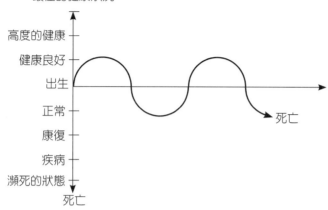

健康與疾病的關係

健康與疾病的關係 ➡ 1. 相對的
2. 動態變化的
3. 在一定的條件之下可以相互轉化
4. 同時並存

初級衛生保健的特點

初級衛生保健的特點 ➡ 1. 普及性
2. 綜合性
3. 參與性
4. 持續性

✚ 知識補充站

1. 初級衛生保健的原則：公平（equity）、可獲得性（accessibility）、授權（empowerment）、文化的感受性（cultural sensitivity）、自我決定（self－determinism）。
2. 初級衛生保健的三項內容：預防性服務、保護健康的服務、促進健康的服務。
3. 初級衛生保健的檢查及評估價指標：至少有 5%的國民生產總值用於衛生事業；全體居民都享有初級衛生保健，同時至少達到在家中步行 15 分鐘的距離之內有安全水，在家中或在鄰近地方有適當衛生設施，接受白喉、破傷風、百日咳、麻疹、脊髓灰質炎和結核病的免疫接種，在步行或坐車 1 小時的行程距離內有當地的衛生保健機構服務，包括得到至少 20 種基本藥物，有經過訓練的人員接生，至少未滿 1 歲的兒童可以得到兒童保健。

第 5 章
護理工作中的人際關係

本章核心概念

　　掌握病人的權利與義務，良好的護患關係對護理人員的要求；熟悉病人與病的角色，護理人員的權利與義務，現代護理人員的功能，護患關係的性質，護理人員、病人與醫生之間的關係模式；瞭解角色的概念和特色。

本章學習目標

1. 說出溝通流程的基本要素、溝通分類及表現方式；闡述人際溝通中的距離種類，能有意識地控制和調節人際溝通中的距離；正確運用非語言溝通技巧與人交流。
2. 在自動探討學習的過程中，根據任務導向培養學生主動參與、樂於探討和團隊合作精神。
3. 養成良好的溝通態度，具有良好的非語言行為規範和較好的團隊合作精神。
5. 說出語言溝通的技巧，解釋影響護患溝通交流的因素；在老師的指導下，在以案例為背景設計的情景中能運用溝通交流技巧與患者做有效的溝通。
6. 運用多元化的教學方法，以情境模擬、啟發式、任務導向法培養學生主動學習、樂於探討，以提昇批判性思考能力和團隊合作精神。
7. 掌握病人的權利與義務，良好的護患關係對護理人員的要求。
8. 熟悉病人與病人角色，護理人員的權利與義務，現代護理人員的角色與功能，護患關係的性質，護理人員、病人與醫生之間的關係模式。
9. 瞭解角色的概念和特徵。
10. 掌握角色、角色期望、角色行為、角色衝突的概念。
11. 熟悉角色學習及特點。
12. 掌握角色衝突的種類及協調方法。
13. 掌握病人的角色衝突。

5-1　角色的基本概念

5-2　病人的角色

5-3　護理工作中的人際關係

5-1 角色的基本概念

（一）角色（role）

1. 是指個人在社會團體中被賦予的特定身份，以及與身份相配的行為規範與行為模式。角色即是指在社會結構感社會制度之中的一個特定位置。
2. 角色是一個人在某種特定場合下的義務、權利和行為準則。
3. 角色的成功需要透過互動才能夠實現；角色的獲得是個人社會化的結果。

（二）角色集合

1. 是指由一種地位所配合著的一連串複雜之角色的集合。
2. 多種角色集於一身，強調一個人的內部關係，為主要性的角色加上補充性的角色。
3. 一組互動的角色，人與人之間的關係。

（三）角色的特徵

1. 角色必須存在於與他人的互動關係之中。
2. 角色是由個人所完成的。

（四）現代護理人員的角色

1. 健康照護理人員
2. 決策者
3. 計畫者
4. 溝通者
5. 促進康復者
6. 管理者及協調者
7. 教育者及諮詢者
8. 代言人及保護者：即病人權益的維護者
9. 安慰者
10. 合作者
11. 研究者
12. 病人權益的維護者

（五）護理人員角色的延伸

1. 臨床護理教師
2. 臨床護理專家
3. 護理助產士
4. 開業護理人員
5. 護理人員麻醉師
6. 護理人員行政管理者
7. 護理研究及著作者
8. 權威者
9. 社區護理人員
10. 企業家

（六）現代護理人員的功能

獨立性功能、依賴性功能、合作性功能。

角色的扮演

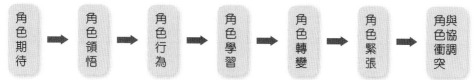

角色期待 ➡ 角色領悟 ➡ 角色行為 ➡ 角色學習 ➡ 角色轉變 ➡ 角色緊張 ➡ 角色與協調衝突

歷史上的護士角色

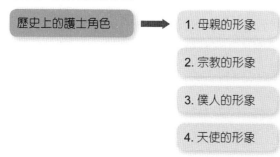

歷史上的護士角色 ➡

1. 母親的形象

2. 宗教的形象

3. 僕人的形象

4. 天使的形象

角色的特徵

1. 角色之間相互依存	角色在社會之中並不是孤立存在的，而是與其他的角色相互依存的。
2. 角色由個人來完成	角色的行為是由個人來執行和完成的。社會對每一個角色均有「角色期待」（role expectation），對母親的期待是「慈母」，對護理人員的期待是「天使」，對軍人的期待是「正直、威武」等。
3. 合成式的角色現象普遍存在	是指當多種角色集中在某一個人時，此人所處在的位置。例如一位女性，在家庭、職業的相關角色為護理人員、母親、妻子等多重性的角色。

✚ 知識補充站

1. 病人角色衝突的處理：一般性諮詢、隨時性諮詢、情感性諮詢。
2. 角色的概念：角色原來是戲劇、電影中的術語，是指劇本中的人物。後來被廣泛地應用於分析個人心理，行為與社會規範之間的相互關係。
3. 角色的轉變：是指個人承擔並發展一種新角色的過程。它是一種正面的成長，是發展過程之中不可避免的。角色是社會所期望的行為模式，古今中外就有很大的變化。

5-2 病人的角色

病人的角色，又稱為病人的身份。當一個人被宣佈患病之後，他就獲得了病人的角色，其原有的社會角色就部分或全部被病人角色所代替。病人（patient）是指患有疾病或處於病痛之中的人。病人即為顧客（client）。

（一）病人的角色特徵

1. 病人的權利：知情同意權、被尊重權、免除社會責任權、隱私權、享受醫療服務權等。
2. 病人的義務：(1) 免除或減輕平日的社會角色；(2) 有接受協助的義務；(3) 有恢復健康的義務；有尋求醫療協助的義務。

（二）影響病人角色適應的因素

1. 年齡：老人－強化。
2. 性別：女性－強化或消退。
3. 性格：堅強－反應平靜。
4. 教育程度：較低－冷漠。
5. 病情。
6. 周圍環境：住院病人比未住院者易於適應。
7. 其他。

（三）人際關係的心理方位

心理方位（psychological position）：是指人際交往雙方在互動時，各自心理上的主導性和權威性的程度。它是衡量人際間心理關係的最基本指標。

（四）人際關係心理方位的影響因素

1. 原始的心理方位，2. 知識與智慧因素，3. 人格因素，4. 生理因素，5. 社會地位因素，6. 利益因素。

（五）心理距離

心理距離：是指兩個社會角色因情感親疏而表現出的人際間心理距離的變化。心理相容度表示較近，心理相斥度表示較遠。

（六）人際距離的正負等級

分為正四、正三、正二、正一、零、負一、負二、負三、負四共九級。

（七）病人角色衝突的處理

病人角色衝突的處理分為一般性諮詢、隨時諮詢、情感諮詢。

小博士解說 護士角色的延伸

護士角色的延伸為開業護士、臨床護理專家、臨床護理教師、社區護士、助產士。

病人角色適應中的問題

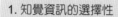

| 病人角色適應中的問題 | ➡ | 1. 角色衝突
2. 角色強化
3. 角色缺乏
4. 角色異常
5. 角色消退 |

社會認知的特徵

| 社會認知的特徵 | ➡ | 1. 知覺資訊的選擇性
2. 認識過程的互動性
3. 印象形成的一致性
4. 認知的主觀評估性 |

心理方位的相對差位

| 心理方位的相對差位 | ➡ | 1. 微弱
2. 顯著
3. 中強
4. 超強 |

人際關係心理方位的基本類型

按照確定方式來劃分	法定權威型、精神權威型
按照表現形式來劃分	外顯型、內隱型
按照確立時間來劃分	始定型、漸定型

社會認知的偏差

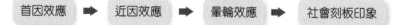

| 首因效應 | ➡ | 近因效應 | ➡ | 暈輪效應 | ➡ | 社會刻板印象 |

＋ 知識補充站

　　患者有權複印或者複製其門診病歷、住院日誌、體溫單、醫囑單、化驗單（檢驗報告）、醫學影像檢查資料、特殊檢查同意書、手術同意書、手術及麻醉記錄單、病理資料、護理記錄，以及衛生行政部門所規定的其他病歷資料。

5-3　護理工作中的人際關係

（一）人際關係的基本原則

1. 適度原則：(1) 自尊適度；(2) 表露適度；(3) 忍讓適度；(4) 熱情適度；(5) 信任適度；(6) 謹慎適度；(7) 謙虛適度；(8) 幽默適度；(9) 期望適度；(10) 頻率適度。2. 人性原則：(1) 互動原則；(2) 眞誠原則；(3) 瞭解原則；(4) 守信原則 (5) 人道原則；(6) 平等原則；(7) 互利原則；(8) 文明原則。

（二）人際關係的形成和發展

人際關係發展狀態學說：分爲零接觸狀態、開始注意狀態、表面接觸狀態；感情捲入的狀態分爲輕度、中度、深度。

（三）護理工作中的人際關係

建立良好護理人際關係的意義：(1) 有利於提高護理品質及效率，(2) 有利於營造良好的健康服務氛圍，促進服務對象的康復及醫護人員的身心健康，(3) 有利於陶冶護士的情操，(4) 有利於貫徹人本的護理理念，(5) 有利於促進護理學的發展。

（四）護士與醫生的關係

1. 醫護關係的概念：醫護關係是護士爲了服務對象的健康與安危與醫生所建立起來的工作性人際關係。這是一種群與群的關係、同事合作的關係。2. 醫護關係的模式：(1) 主導－從屬模式；(2) 獨立－合作模式。

（五）醫護關係常見的問題及其原因

1. 角色壓力，2. 缺乏瞭解，3. 利益鬥爭，4. 自主權之爭。

（六）促進醫護溝通的方法及策略

1. 相互信任，眞誠合作，2. 主動宣傳護理專業的特點，3. 尊重醫生的專業自主權及專業特徵，4. 堅持原則，適當地加以解釋。

（七）護理工作中的人際溝通

1. 人際溝通的概念：是人與人之間資訊傳遞的過程。

2. 人際溝通的意義：(1) 資訊溝通的功能，(2) 心理保健的功能，(3) 自我認識的功能，(4) 建立及協調功能，(5) 改變人的知識結構、態度及能力。

（八）溝通的基本要素及層級

1. 溝通的層級：(1) 一般性溝通（cliche conversation），(2) 業務性溝通（face reporting），(3) 分享性溝通（shared personal idea and judgment），(4) 情感性溝通（shared feeling），(5) 共鳴性溝通（peak communication）。不要強迫進入最高層級的溝通。

2. 溝通的類型：(1) 語言性溝通（Verbal communication），(2) 非語言性溝通（Nonverbal communication）。語言性溝通要注意語言的規範：語詞要通俗易懂，語意要準確，語法要標準化，要有禮貌，適當地使用安慰性與鼓勵性用語。非語言性溝通是指不使用語言文字的溝通，其是運用儀表、姿態、動作和神情作爲溝通媒介所做的資訊傳遞。占溝通方式的 65%。

阻礙人際吸引的人格特徵

阻礙人際吸引的人格特徵		1. 以自我為中心 2. 自以為是 3. 恃強凌弱 4. 過於計較 5. 疑人嫉才 6. 缺乏自信心

人際關係的基本原則

人際關係的基本原則		1. 適度原則 2. 人性原則 3. 選擇原則

護理人際關係的特徵

護理人際關係的特徵		1. 專業性 2. 時限性 3. 多面性 4. 複雜性 5. 合作性 6. 公眾性

人際溝通的特徵

人際溝通的特徵		1. 雙向性 2. 情景性 3. 統一性 4. 整體性 5. 客觀性

✚ 知識補充站

1. 非語言性溝通的方式分為無聲的動姿與無聲的靜姿兩種。
   (1) 無聲的動姿：臉部表情、手勢、目光接觸、觸摸。
   (2) 無聲的靜姿：儀表、姿勢、空間的距離。
2. 人際吸引（interpersonal attraction）也稱為人際魅力，是人與人之間產生彼此注意、欣賞、傾慕等心理上的好感，並進而彼此接近建立感情關係的歷程。

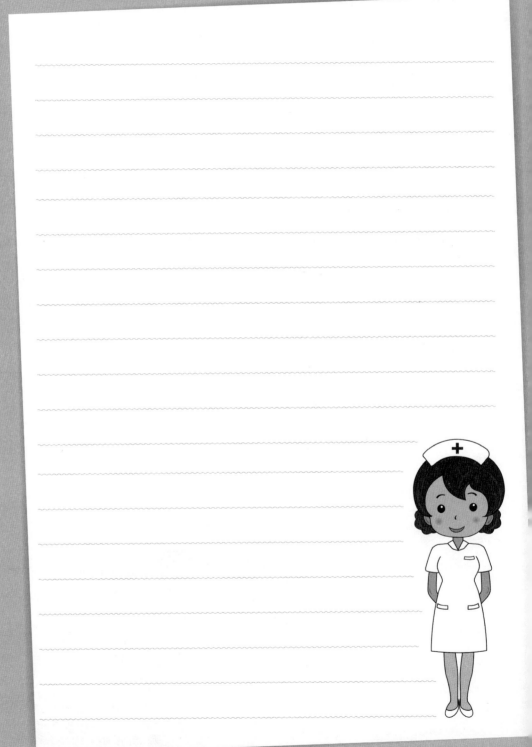

第 6 章
護理的理念

本章核心概念

　　本章的核心概念為護理理念的概念與護理理念的基本要素。每個人都具有個人的價值觀和信念，並常常將其融入日常生活並影響日常生活。護理為一種專業，必然有指導其成員共同遵循的價值觀和信念，即專業理念。同樣的，護理人員個人和團體的價值觀及信念也會影響護理人員與他人之間的關係和護理實務。

本章學習目標

1. 解釋護理的理念、護理及護理概念的發展階段、護理理念的基本要素；反思學習護理理念，對自己從事的護理工作啓示。
2. 運用個案（生活中的事例、病區護理理念）導入，闡述理念與觀念的區別以及護理理念的內涵，使抽象的理論知識直覺化，以提高學生的瞭解能力及分析問題的能力。
3. 樹立正確的價值觀和信念，為學習護理專業而自豪。
4 闡述護理理念的概念與護理理念的基本要素。
5. 闡述護理理念的發展過程。
6. 闡述護理理念的意義。

6-1　理念與護理的關係

6-2　護理理念的建立（一）

6-3　護理理念的建立（二）

6-1　理念與護理的關係

（一）理念的概念

　　不同學科的學者對於理念有不同的瞭解和定義。理念（logos 或 eidos）源於古希臘文，其意義爲形象。理念是一個精神、意識層面的概念。簡而言之，理念是人們對於某一個業務或現象的理性認知、理想追求及其所形成的觀念系統。理念又稱爲哲理（philosophy），該名詞來源於拉丁文的 philia 和 sophia，將兩者結合起來意思爲愛智慧。觀念是中性的名詞，指觀點、看法、想法；而理念指絕對正確的觀點，形容眞理；信念（belief）經過自身的判斷之後爲自己所接受的理念。

　　西方的護理界普通認爲，護理專業信念包括：

1. 護理是一門專業；
2. 個人在與環境的互動中維持個人的平衡；
3. 健康是個人的責任，每個人都有權利接受最好的健康服務。

（二）護理價值觀和信念

　　護理理念是引導護理人員認識和判斷護理專業及相關方面的價值觀和信念。價值觀（values）是個人擁有的是非和價值的觀念。正確的護理人員專業價值觀包括提供專業照顧、尊重服務對象、誠實服務、維護服務對象利益、保護服務對象權益、對行爲能負責解釋、致力於恢復、維持和增進健康等。

（三）理念、專業與護理的關係

　　在醫院曾聽到準媽媽們抱怨說：「懷孕明明是件喜事，懷孕過程也一直很健康，可是到醫院做產檢時卻被稱作病人。」健康孕婦被稱作病人心裡當然會不舒服，這主要與護理人員「以病人爲導向」的理念有關。近年來，越來越多的護理人員開始改變對病人的稱呼，在相當的程度上反應出護理人員與病人的角色和服務理念的轉變。健康服務的對象不僅僅包括病人，還包括尋求健康服務的其他人，現在提倡使用顧客（client）來代替病人、患者等稱謂，更提倡使用人性化、文明化的用語來稱呼他們。護理理念是護理人員對護理工作的信念、理想和認同，在不知不覺中表現在護理行爲上，上述的例子正是說明護理人員之護理理念的轉變對護理行爲的影響。理念是專業發展的動力，護理專業透過護理理念的探討與發展，可以促進護理理論、實務的發展和護理人員的成長。但是，理念又因爲護理人員個人的人生經歷及所接受教育的不同而有所差異。

信念

是指經過自身判斷之後為自己所接受的理念。

護理的專業信念

1. 護理是一門專業

2. 護理是一門科學，也是一門藝術

3. 護理的重點是健康照護

4. 護理是一種對個人、家庭、社區及社會的服務

5. 護理是助人的專業

6. 護理要對社會負責

7. 護理人員認為人是生理、心理、社會、文化及精神的跨學門整合

8. 護理人員相信每個人都是獨特而完整的個人

9. 人與環境不斷地做物質、能量和資訊的交換，在與環境的互動之中維持個人的平衡。

10. 健康是個人的責任，每個人都有權利接受最好的健康服務。

健康系統模式與護理理念的四個主要概念

1. 人	(1) 人是一個多重維度（次元，Dimension）、整體性的開放系統， (2) 人包括生理、心理、社會、精神、文明、發展六個層面。
2. 環境	任何特定時間之內影響個人和受到個人影響的所有內外部因素。
3. 健康	(1) 是一種動態的過程， (2) 是從疾病到強健的連續體，為任何時間點上之個人身、心、社會文化、精神與發展等各方面的穩定與和諧狀態。
4. 護理	運用有目的的干預，以減少或避免影響最佳功能狀態發揮的壓力因素和不利狀況，以協助個人、家庭和團體獲得並保持較高的健康水準。

✚ 知識補充站

1. 理念：目前護理界普遍認可國際護理人員協會（International Council of Nurses，ICN）對理念此一名詞的定義：「理念是指引一個人思考及行動的價值觀與信念」，該定義認為理念以原則形式指導並影響人的行為，是人在行為中做判斷和做決定的根據。
2. 護理理念的四個要素：人、環境、健康、護理。

6-2 護理理念的建立（一）

（一）護理理念的概念

1989 年，萊迪（Leddy）和佩伯（Pepper）認為護理理念是「專業護理人員在智力和情感上努力的結果。」護理理念是引導護理人員認識和判斷護理與其它相關方面的價值觀及信念，是護理人員認識問題、分析問題和解決問題的重要依據，而不知不覺地表現在護理行為中。若理念不同，則其工作的導向也不相同。

（二）護理理念的意義

護理理念為一種價值觀和信念系統，引導護理人員的工作思考方式，協助護理人員判斷是非和輕重緩急，左右護理人員的護理行為表現，協助護理人員決定事物的價值，最終改變護理人員看待世界的方式，影響護理人員與服務對象的互動和護理專業實務，提升護理人員的社會評價和存在境界。

（三）護理理念的發展

護理理念的形成與發展受到社會、政治、文化、科學和哲學等各種因素的影響。貝維斯認為，護理理念發展分為四個階段：禁慾主義階段、浪漫主義階段、實用主義階段和具有人文色彩的存在主義階段。

1. 禁慾主義階段（asceticism）（1850~1920）：在該階段，人們深受基督教殉道精神和柏拉圖的理想主義影響。該理念認為人應該有最高的理想境界，精神的昇華是人生追求的最高境界，禁慾主義者強調自律和提出不計較報酬與物質享受，推崇奉獻和自我犧牲，並認為這樣可以達到理想境界。

2. 浪漫主義階段（romanticism）（1921~1940）：此階段受文藝復興的影響，各種文學藝術作品將浪漫主義傳播至現實生活中，強調自我感覺、冒險及浪漫的人生態度和情懷。受到哲學思潮影響，護理人員被美化為手持明燈的「白衣天使」，進而阻礙了護理專業化的發展。

3. 實用主義階段（pragmatism）（1940~1960）：在第二次世界大戰期間，由於戰爭造成大批傷患需要救護，而註冊護理人員缺乏，為了解決現實問題，護理人員在實用理念指導下發展出「功能制護理」、「小組制護理」等以「任務為導向」的工作方式，強調工作任務的完成，工作效率的提高，人力、財力的節省，這使得當時護理人員嚴重不足的狀況得以紓解。在這個特殊時期，由於關注的是傷殘、診斷和疾病，也使得患者變成了一個病床號，而不是患者這個「人」。

4. 人本存在主義（humanistic existentialism）（1960~ 至今）：存在主義主張個人的獨特性和整體性，強調人的主動性，認為人有選擇權和自主權，關心人的存在、價值、尊嚴、自由和生活品質等。受到此種思潮的影響，加上護理相關學科理論的發展，例如系統論、需求層級論等相繼出現，各種以人本理念為基礎的護理學理論和模式的問世，護理開始考慮人的本身。護理理念轉變為如何滿足護理對象作為一個人的整體性需求。典型的存在主義護理工作方式是「責任制護理」。同時，護理人員也開始考慮護理人員自己的自主性，並爭取改善待遇、工作環境和社會地位等。

正確瞭解人、環境、健康和護理的四個基本概念

更加瞭解患者為一個人所具有的特徵,並提供主動有效的護理	人是護理理念的基本要素中最為關鍵性的因素。人是一個開放的系統,是生理、心理、社會、精神及文化的整合。
環境或社會	環境包括內部環境(生理、心理)和外部環境(社會、經濟、物質、文化),兩者都處於不斷變化之中。
樹立現代健康觀	健康是人類追求的目標,是人的一種基本需求,它代表人的生理、心理、社會和文化的高度和諧,人在其一生中有權力擁有適當的健康。
提昇對護理的認知水準	護理協助人們適應環境,促進健康,應對疾病,也協助人們從疾病中恢復或使人平靜地面對死亡。

整體性護理理念

1. 整體性護理的概念	整體性護理,又稱為全人護理,其中的整體性(Holistic)來自於希臘文,意為「全體論的」。整體性護理是一種以護理對象為導向,將護理對象視為生物、心理、社會多因素的開放性整體,根據其需求和特色,為其提供整體性協助及照護的護理理念和實務活動。廣義的整體性護理包含下列的含義: (1) 護理對象從患病的族群,延伸為全人類;從個人延伸為家庭、社區等; (2) 護理服務橫跨於從胚胎到死亡的生命整體流程; (3) 護理服務橫跨於人疾病和健康的整體流程。
2. 整體性護理的思想內涵	整體性護理的形成主要是受到系統論的啟發,系統論的最基本原則就是整體性原則。
3. 整體護理的實務特徵	(1) 以現代護理的觀點為導向;(2) 以護理程序為基本思考和工作的架構;(3) 主動的計劃性護理;(4) 護理人員是主動的思想者、決策者;(5) 重視護患的合作。

實證護理的內容

1. 實證護理的概念	(1) 可以簡單地視為「遵循證據的護理」。 (2) 即護理人員在護理實務中運用現有的最新、最佳的科學證據,對病人所執行的護理。
2. 實證護理的涵義	(1) 進一步而「慎重、準確、明智地」目前所獲得的最佳研究證據, (2) 並根據護理人員的個人技能和臨床經驗,考量病人的價值、願望和實際情況,將三者整合而制定出完整的護理方案。」
3. 實證護理的涵義包含了三個要素	(1) 可供利用的最適宜的護理研究證據。(2) 護理人員的個人技能和臨床經驗。(3) 病人的實際情況、價值觀和願望。
4. 實證護理的理念	一名優秀的護理人員在制定病人護理計畫時,應將上述三個要素有效地加以整合,缺一不可。

6-3 護理理念的建立（二）

（四）實證護理的實務程序

　以壓瘡的預防爲例，執行實證護理包括下列五個步驟。

1. 搜尋臨床實務中的問題：例如神經內科長期住院老年病人的壓瘡預防。
2. 根據提出的問題搜索系統文獻，搜尋來源於實務領域的證據：透過查詢相關的文獻資料庫，例如 Cochrane library、Medline、CINAHL 等，搜尋國內外有關壓瘡預防的文獻，特別是長期臥床之老年病人有關壓瘡預防方面的研究。
3. 對研發證據的有效性和實用性做審慎的評估：對所有相關的壓瘡預防研究系列文章加以評審，例如研發設計嚴密的研發所得到結論。
4. 將所獲得的證據與臨床專業知識和經驗、病人的需求相互整合，制定護理計畫：歸納壓瘡預防的經驗，擷取該病房病人的流行病資料，搜尋有關壓瘡病人體驗的質化研究，整合證據的結論，制定護理計畫。
5. 執行護理計畫，並透過動態評審的方法監測效果：透過動態研究，監測壓瘡預防的執行。

（五）實證護理所產生的影響

1. 對護理學科而言：實證護理以護理研究爲依據，改變了臨床護理人員經驗和直覺爲主的習慣及行爲，使護理人員以最新、最科學的方法來執行治療方案，加強了護理的科學性和醫護之間的協調性。護理人員透過發現護理問題及解決問題，使用標準語言來描述問題、干預和結果，培養自身的批判性護理思考。
2. 對病人而言：實證護理爲病人提供標準化、便宜的護理服務。以科學爲根據的護理還可以增加病人對治療的依從性。
3. 對社會而言；實證護理的理念將科技整合起來，要求醫護人員在制定醫護方案與執行的同時要考量醫療的成本，此有利於控制醫療費用的過快成長。

（七）科學的哲學基礎

1. 人本主義：利他主義價值系統的形成。
2. 信念：希望的建立。
3. 培養對自己和他人的敏感性。

小博士解說　實證護理的發展史

1. 加拿大國家健康論壇積極宣導建構一種運用實證來決策的文化。
2. 目前，實證醫學已發展為實證衛生保健不僅在醫療領域，而且在護理、公共衛生領域也發展了依據實證來決策的新理念。
3. 實證醫學的產生既發揚了西方自然科學實驗與理性的傳統，又呈現了現代醫學對患者個人價值觀和期待的重視。
4. 近幾年來，實證護理理念在護理領域逐漸興起。尤其在英國、加拿大和美國，遵守證據的護理理念被不少護理人員所接受，實證護理研究得以相繼開展，實證護理實務不斷地被嘗試。

實證護理的發展史

實證護理是隨著實證醫學的產生與發展而出現的。

1991 年	加拿大學者 Guyatt 最先使用實證醫學（Evidence-based medicine，EBM）這一術語。
1992 年	1. 加拿大 McMaster 大學的 David L.Sackett 等對實證醫學的概念做整理和改善。 2. 其核心思想是審慎地、明確地、明智地運用當代的最佳證據，對個人醫療做出決策。
1993 年	在英國流行病學家 Cochrane 的努力下，英國成立了 Cochrane 合作網路，對醫學文獻做系統化的評估。目前已發展了 13 個國家。
1998 年	英國出版了「實證護理雜誌」，以傳播實證護理研究成果，介紹實證護理實務經驗，探討實證護理實務方法等。

實證醫學中證據的分級

研究證據的品質分為 5 級

1 級	強而有力的證據，來自於一份以上設計嚴謹的隨機對照實驗（RCT）的系統評估。
2 級	強而有力的證據，來自於一份以上適當樣本量、設計合理的 RCT。
3 級	證據來自於非隨機，但是為設計嚴謹的實驗。
4 級	依據來自於多重中心或研究小組所設計的非實驗性研究。
5 級	專家的意見。

華森的關懷科學模式

十個照護性因素為架構：

1. 人本主義為利他主義價值系統的形成。
2. 信念為希望的建立。
3. 培養對自己和他人的敏感性。
4. 建立協助的功能將之做為決策的重要根據。
5. 鼓勵並接受正面與負面情感的表達。
6. 系統地運用科學來解決問題的方法：將之做為決策的重要根據。
7. 促進人與人之間的相互學習。
8. 提供支援性、保護性的心理、生理、社會、文化、精神環境。
9. 協助滿足人們的需求。
10. 承認存在主義，即為承認現象學力量的存在。

＋ 知識補充站

金的達標理論

　　主要的概念：其理論重點討論發生在人與人之間，特別是護士與服務對象的人際系統之間的互動。她認為護理的重點是人，護理的目標是增進和保持人體及團體的健康。

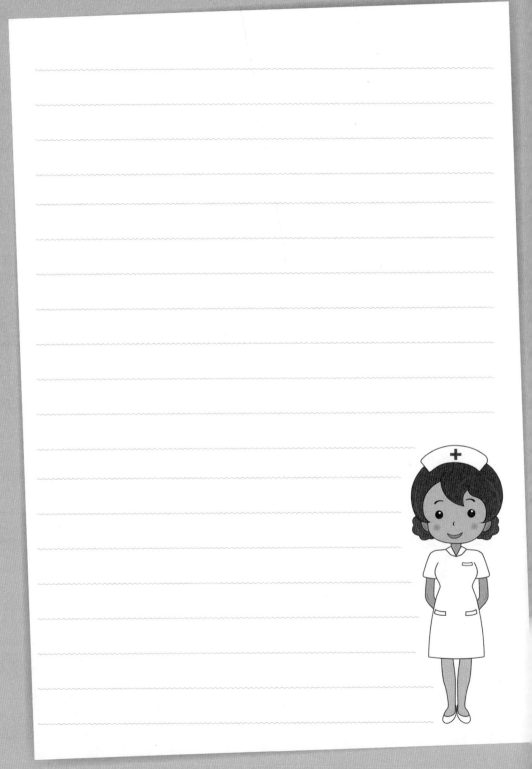

第 7 章
健康教育

本章核心概念

本章的核心概念為健康教育的原則，健康教育的型式、方法和流程。隨著經濟社會發展，國內將長期地面臨雙重疾病負擔，一是傳染性疾病，包括愛滋病 (AIDS)、嚴重急性呼吸道症候群（Severe Acute Respiratory Syndrome，SARS）、肺結核（Tuberculosis,TB）、B 型肝炎等；二是慢性疾病，包括循環系統病、惡性腫瘤、糖尿病等，所以必須實現以治療疾病為導向邁向以整體性保護健康為導向的轉變，大力開展全民健康教育與健康促進工作，是實現自我保健，預防疾病，提高國民健康素質和生活品質的根本措施。

本章學習目標

1. 解釋健康教育和護理健康教育概念；說出健康教育的原則；分析護理人員在健康教育之中的功能；說出健康教育的方式、方法和流程；並能以個案為情境來加以應用。
2. 在自動學習的基礎上，運用個案導引、啟發式教學法學習理論知識；運用分組討論、情境模擬展示實作的健康教育小報，以拓展知識的內涵，提昇學生的創新能力和實務應用能力。
3. 認識健康教育對維護、促進健康的功能，在日常生活中能夠規範自己的行為,尊重生命,關心身邊的族群。
4. 闡述健康教育的原則、健康教育的方式、方法和流程。

7-1 健康教育概論

7-2 健康教育的方式與方法

7-1　健康教育概論

（一）健康教育和護理健康教育的概念

　　健康教育是指透過教學的途徑協助個人和團體學到保持或恢復健康的知識，自覺地培養關心健康的態度，形成健康的行為，進而使人們達到最佳的健康狀態。健康教育的目的是改變人們不良的行為和生活方式，其重點是教育人們樹立健康意識，養成良好的健康行為和生活方式，保護和促進個人和團體的健康。其流程是一個「知（識）、信（念）、行（為）」的流程，是一個持續不斷的學習流程。

（二）健康教育的原則

　　健康教育是一種特殊性的教育，在執行的流程中，應遵循下列的原則：

1. 學習效果累積原則：任何健康教育計畫的擬訂，除了應該考量受教育的對象及可供利用的資源之外，還應考量學習應該是一個循序漸進的流程，在安排教育活動時，注意每次學習活動應該建立在上次學習的基礎上，並逐漸累積以達到學習的效果。

2. 因人施教原則：由於受年齡、性別、職業、教育程度、健康狀況等因素影響，學習者對教育內容的接受能力不盡相同。護理人員在安排教育內容及活動時，應根據學習者的不同特點，因人施教。

3. 多重目標的原則：(1) 健康教育目標是使學習者的知識、態度及行為發生改變。(2) 為了達到此一目標，教育者不僅要考量到學習者的多方面情況，而且也應考量家庭和社會等支援系統對學習者的影響，例如父母、配偶、子女、老師、同學、同事、朋友及其他的健康服務者。

4. 多樣化原則：在執行健康教育時，除了根據教育目標選定不同的教育策略之外，還應根據不同的教育對象來選擇靈活的教學方法，設計各種教學活動，以增強教學的效果。

5. 符合實際原則：(1) 健康教育的目的是使學習者能產生自覺的健康行為。(2) 因此，必須建立在符合當地的經濟、社會、文化及風俗習慣的基礎上，否則無法達到預期的目的。

6. 理論與實務相互整合原則：(1) 健康教育的目的是使學習者掌握健康知識，並將其應用到防治疾病及自我保健之中。(2) 因此，在安排教學時應注意理論與實務相互整合，使學習者既掌握了健康知識，又能自覺地應用這些知識去維護和提昇自身的健康。

7. 激勵原則：(1) 受教育者由於興趣、動機、求知慾等方面的影響，其學習態度和學習效果不盡相同。(2) 對健康教育有濃厚興趣、有明確動機和良好的求知慾者，其學習行為一定是積極的、主動的、自覺自願的。

8. 行政原則：(1) 從行政角度而言，健康教育應包含在整個醫療衛生計畫內，注意安排專門的人員負責組織及協調健康教育。(2) 教育所需要的經費及人力、物力也應該有統一的安排。

護理人員在健康教育中的功能

1. 仲介的功能	(1) 在健康教育活動中，護理人員的職責不僅是傳授知識，而且還要關心學習者的行為，幫助他們建立健康行為。
	(2) 護理人員的功能是按照健康教育的知 - 信 - 行模式，在不健康行為與健康行為之間架起一座傳授知識和矯正不良行為的橋，此種仲介功能要求護理人員必須把教育的重點放在幫助護理對象建立健康行為上。
2. 組織的功能	(1) 護理人員是健康教育的實際組織者和執行者，健康教育計畫的制定，教育內容、教育方法的選擇和教學進度的控制都由護理人員來策劃和決定。
	(2) 有目的、有計劃、有評估性的教育活動是透過護理人員的組織來實現的，護理人員組織教學能力的強弱直接影響教育效果。
	(3) 護理人員必須掌握健康教育的基本理論和基本技能，建設性地做好教學動員的工作。
3. 協調的功能	(1) 健康教育是一項完整的教育系統，它聚焦於人體的生理、心理、社會三個方面來開展工作，其涉及面相當廣泛，需要醫護人員、個人、家庭及社會的溝通和合作。
	(2) 護理人員身為聯絡者，擔負起個人與團體、社會之間的協調功能，以保證健康教育的有效執行，滿足護理對象的健康需求。

影響健康教育的因素

1. 人的因素	(1) 護理人員的觀念陳舊，對護理人員角色認識存在偏差。相當多的人員只注重執行各項治療與分級護理的要求，其觀念仍然侷限於「以疾病為導向」，接受新知識的能力偏低，不能正確認識護理人員角色的多元化，教育角色認知偏差，給護理開展健康教育活動帶來了相當程度的困難。
	(2) 知識的水準有限，缺乏教育與接受能力：從護理人員角度來說，由於目前人們的健康意識不斷地增強，健康需求不斷地提昇，因而要求護理人員掌握與健康有關的相關知識，例如心理、復健、疾病預防、衛生保健、藥理學、營養學、倫理學等知識；掌握護患溝通的技巧，適當的教育理論與方法，以獲得患者的信任。
2. 環境的因素	(1) 缺乏發揮職能功能的支持條件，例如醫護配合的協調性、各項考核制度的配套性、健康教育的活動經費、後勤保障系統等因素，都會或多或少地影響健康教育的品質；缺乏教育時間的保障，在臨床護理工作中，護理人員編制不夠，人數不足，以致工作負荷過重，難以提昇充足的時間保障。
	(2) 高品質的健康教育，可以增進患者對疾病的正確認知，提昇依從性，積極地配合診療及護理，促進健康，又可以減輕患者心理負擔，增強各種治療效果。
	(3) 隨著疾病的變化，健康教育將成為一些疾病的主要治療方法。做好健康教育，可以加深護患的關係，提昇護理人員在患者心目中的地位，消除偏見，此有利於社會及患者進一步地認識護理工作。

7-2 健康教育的方式與方法

（一）健康教育的方式

健康教育應根據對象的特徵及內容選擇適當的方式。一般分為個別指導、團體講解和座談會三種方式。

1. **個別指導**：是針對患者所做的健康教育，是最有效的一種健康教育方式。其特點是談話自由，易於雙方溝通；能夠根據需求來進行，簡便而靈活。

2. **團體講座**：是將多個患者（同樣的病種、同樣的手術、同樣的檢查等）動員到一起，由護理人員做宣導的一種健康教育方式。其特點是開放性的宣導，能夠使患者與患者之間可以互相提醒、交流、討論、詢問，因此也可以達到較好的指導效果。

3. **座談會**：是將病房的患者召集在一起，對本科疾病的常見知識和通性特點的內容做宣導，例如高血壓患者的飲食等。

（二）健康教育的方法

健康教育要根據不同年齡、性別、職業、宗教信仰、教育程度、對保健知識的求知慾等採取不同的方法。可以採取單一的方式來進行，也可以採取多重的方式來進行，以達到預期效果為目的。要達到使受教育者易於接受，同時也能產生良好的效果，健康教育的方法很多，實際上可以分為下列五種：

1. **語言教育法**：(1) 是透過面對面以口頭語言來做直接教育的方法。(2) 主要透過講課、談話、討論、諮詢、鼓勵、宣洩等方式。

2. **文字教育法**：(1) 是以文字或圖片為工具，將疾病知識製作成報紙、宣傳卡片或手冊等，運用簡明、具體、生動的文字描述使人們易於接受與掌握，進而達到健康教育目的的一種方法，例如高血壓病的防治手冊等。(2) 優點便於保存和查閱，可以廣泛地傳播，運作時間較為持久。

3. **具體化教育法**：(1) 是以各種方式的藝術造型直接運作於人的視覺器官，以及生動的文字來說明或口頭解釋，透過人的視覺及聽覺而運作於人的大腦的教育方法，例如標本模型等。(2) 透過具體化的教育法可以使患者能夠更加直覺化地認識疾病，進而能夠更加地配合治療。

4. **角色扮演法**：(1) 是一種製造或類比相當程度的現實生活片段，由學習者扮演其中的角色，將角色的言語、行為、表情及內心世界表現出來，以學習新的行為或解決問題的方法。(2) 它可以運用兩種方式來進行，一種是預先準備好的角色做扮演，參加扮演者透過觀察、操作、模仿、分析等學習有關的健康知識及經驗。(3) 另一種是自發性的角色扮演，預先不做準備。(4) 在角色扮演之後應加以討論，可以先由表演者來談論自己的感受，然後讓其他人員積極地參加討論。(5) 主持可以引導參加人員討論劇中的重點及內容，以使其瞭解相關的知識及原理。

5. **視聽教育法**：(1) 是利用現代化的視聽系統（聲、光、電）來做的健康教育方式。(2) 主要包括：錄音、投影、幻燈、電視、電影等。

健康教育的流程

評估	根據教育對象的個人差異做一次整體性的評估，其中包括患者的教育程度、經濟、家庭、身體狀況、心理狀態、患者的求知慾、學習的接受能力等，從中瞭解患者需要哪些健康諮詢，最急需的健康教育內容，患者對治癒疾病的期望。
診斷	對評估收集的資料加以整理、分析，找出服務對象在健康需求方面的問題，並依次排序，分析首先需要滿足的健康教育需求、中度優先需要滿足的健康教育需求和次優先需要滿足的健康教育需求，在此基礎上確定健康教育需求方面的診斷。
計劃	整合評估資料來制定相關的健康教育計畫，它是做健康教育的決策流程。對患者採取何種方式來做宣導，什麼時候適宜，哪些是急需解決的問題，哪些是遠期目標，這些都是計畫的內容。
執行	(1) 按照計畫的要求，採用適合的健康教育方式來做宣導的工作。 (2) 在執行健康教育的流程中，護理人員應根據患者的個人差異來做健康教育
評價	1. 是否達到目標 　(1)護理人員在評價流程中患者對健康教育內容掌握的程度，來判斷是否達到制定的目標。 　(2)衡量健康教育效果的程度分為完全掌握、部分掌握和未掌握三種。 2. 重新制定目標 　(1)對於部分掌握或未掌握的患者要分析原因，例如目標是否ＹＲＭＮ　得過高，教育方式是否合適，計畫是否恰當等。 　(2)運用分析的結果，重新制定健康教育目標和計畫，進而進入新一輪的執行階段。 　(3)重新制定健康教育目標和計畫，可以使護理人員在實務中吸取經驗，改善健康教育的內容，以達到高品質的健康教育。 　(4)評價的方式大多採用觀察、問卷、面談、考核及教育對象的自我評價等方法。

健康的行為

要養成良好的健康行為需要做到下列幾點：

日常的健康行為	包括營養適量、均衡飲食、適量的睡眠、積極地運動等。
保健的行為	包括定期體檢、預防接種、適度地使用醫療保健服務等。
戒除不良嗜好的行為	包括戒菸、不酗酒、不濫用藥物等。
避免有害環境的行為	包括避免被污染的自然環境、過度緊張的生活環境。
預警的行為	指預防事故發生和發生事故之後能夠正確地處理的行為。
求醫的行為	包括主動求醫、積極地配合治療和護理等。
遵照醫囑的行為	當已經知道自己確實有疾病之後，積極地配合醫療、護理的一系列行為。
患者的角色行為	意指在患病之後，能夠以患者的角色來替換原有的角色職責，繼而接受醫療的服務。

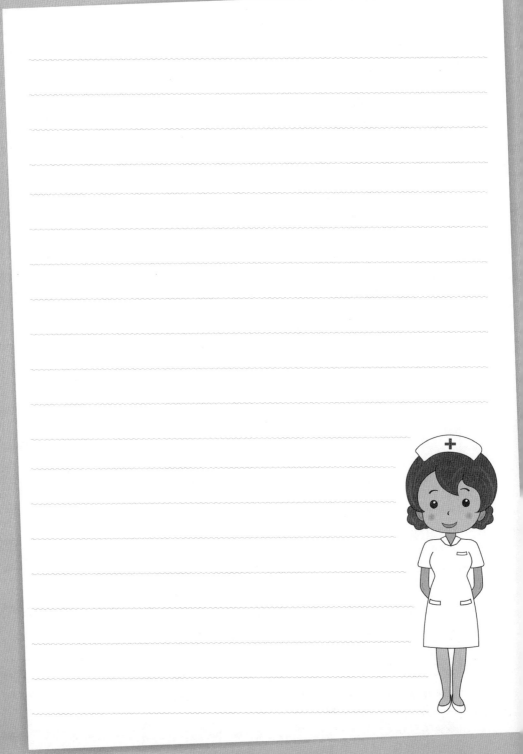

第 8 章
護士與患者

本章核心概念

護理人員在工作中有很多機會接觸患者及其家屬。雙方不同的社會文化背景、人格特徵及不同的社會地位，會在相當大的程度上影響雙方的溝通，進而影響護理工作的順利開展。護理人員有必要瞭解護理人員與患者的角色，瞭解並掌握溝通的技巧，進而給予患者必要的協助，以利於患者整體性的康復。

本章學習目標

1. 說出患者角色的特徵、患者角色適應過程中常見的問題及影響因素；說出患者的權利與義務；陳述護患關係的性質、護患關係的基本模式，思考如何建立良好的護患關係，並以小組為單位來進行討論。
2. 在自主學習的基礎上，根據任務驅動，情境類比、小組討論，以提高學生批判性思考能力和團隊合作精神。
3. 確認建立良好護患關係的重要性，培養具有奉獻精神、關心、愛護、尊重患者的職業素養。
4. 患者的權利和義務；患者適應過程中的影響因素；如何建立良好的患者關係。

8-1　角色概論

8-2　護理人員的角色

8-3　護理人員的權利和義務

8-4　患者的角色

8-5　影響患者角色適應的因素及患者的權利和義務

8-6　護患關係

8-7　護患關係的基本模式

8-8　如何建立良好的護患關係

8-1　角色概論

（一）角色概論

　　角色原為戲劇、電影之中的術語，意指劇本中的人物。後來被廣泛應用於分析個人心理、行為與社會規範之間的互動關係，成為社會心理學中的一個專業術語。角色此一名詞的含義為：處於一定社會地位的個人或團體，在實現與這種地位相關聯的權利和義務中，表現出符合社會期望的行為與態度的總模式。簡而言之，角色是人們在現實生活中的社會位置及相應的權利、義務和行為規範。例如教師是一種角色，是一種特定的社會位置，認真教學、以身作則是此一角色應有的角色行為，而愛護學生、教書育人則是社會對此一角色的行為期望和要求。同時教師角色又具有教育學生健康成長的權利與義務。例如母親的角色，就有與母親的位置相一致的行為模式，像撫養子女、關心子女成長、慈祥善良等。而擔當領導角色，就要求能夠顧全大局，運籌帷幄，精明能幹，以身作則。因此，擔當某一角色，就要履行其相應的權利和義務，表現出這個角色的特徵。

（二）角色的特徵

1. 角色之間相互依存：角色在社會中不是孤立存在的，而是與其他角色相互依存的，即一個人要完成某一角色，必須有一個或一些互補的角色存在。若要執行學生的角色，必須有教師角色的存在；要完成護理人員的角色，就必須有患者角色的存在。這些互補的角色，統稱為角色集。任何角色都是在角色集中進行工作的。

2. 角色由個人來完成：角色行為是由個人來執行和完成的。社會對每一個角色均有。角色期待（role expectation）：即角色行為應該符合角色身份。例如學生要有學生的樣子，教師要有教師的形象。此種角色期待形成價值系統，經由社會化過程融入每個人的認知系統中，由個人按照「角色期待」的內容執行和完成角色行為。若個人或團體的行為符合角色期待，則社會或團體將能和諧、圓滿地共同生活，例如社會對母親角色的期待是「慈母」；對護理人員的期待是「天使」；對軍人的期待是「正直、威武」等。反之，則會導致緊張與衝突。婆媳兩個角色之間，婆婆常常認為媳婦應該料理家務、相夫教子、伺候公婆，而媳婦認為新時代的女性應該追求自身的價值，有所作為，而婆婆應該幫助帶孩子，分擔家務。可見，兩人對角色期待不一致，則容易引起摩擦，導致角色緊張和衝突。

3. 重複式角色現象普遍存在：重複式角色是指當多種角色集中於某一個人時，這個人所處的位置。例如一位女性在家庭中，對丈夫來說，她是妻子，對孩子而言，她是母親；在醫院之中，她是護理人員，可能同時又是某學術團體的成員；在社會上，她是顧客、乘客等。這位女性集十幾種社會角色於一身，成為一個重複式角色。此種現象在人類社會中是非常普遍的，但是我們必須明白，在重複式角色中，一個人最主要承擔的角色是與家庭、職業相關的角色，例如護理人員、母親、妻子是這位女性最重要的角色。

角色

每一個人的一生中會獲得多種角色	(1) 從其發展過程來看，一個人可能擔任過學生、父（母）親、領導者、被領導者等角色。 (2) 在同一時期，一個人也常會承擔著幾種角色，也就是重複式角色。不同的角色有不同的權利和義務，往往對個人有不同的「角色期待」。 (3) 對同時擔任幾種角色的人，或即將擔任一種新角色的人，就會有一個角色轉變的過程。
角色的轉變	(1) 是指個人承擔並發展一種新角色的過程。 (2) 它是一種正面的成長，是發展過程中不可避免的。 (3) 在這個過程中，個人必須運用知識的學習、不斷的實行，才能逐步瞭解社會對角色的期望，並改變自己的情感、行為以符合社會對個人新角色的期待，最後有效地完成角色的轉變。
角色是社會所期望的行為模式	(1) 所以角色也會隨著社會的變遷而有不同的含義。 (2) 例如「女子」這角色，古今中外就有很大的變化。 (3) 護理人員的角色也會隨著時間、空間的變遷而改變。

角色的基本概念

角色	(1) 是指人在社會團體中被賦予的特定身份，以及與身份相配合的行為規則與行為模式。 (2) 角色是一個人在特種特定的場合下的義務、權利與行為的準則。 (3) 角色的成功需要互動才能實現。 (4) 角色的獲得是個人社會化的結果。
角色集	(1) 是指由一種地位所配合的一連串複雜的角色集合。 (2) 多種角色集於一身，強調一個人的內部關係，為重要的角色加上補充性的角色。 (3) 一組互動的角色，人與人之間的關係。

+ 知識補充站

角色的特徵

1. 角色必須存在於與他人的互動關係之中。
2. 角色是由個人所完成的。

8-2 護理人員的角色

（一）護理人員的角色

護理人員的角色是指護理人員應具有的與職業相適應的社會行為模式。其形成來源於職業的要求，並隨著社會的變遷而變化。護理人員是一種社會角色，處於防治疾病、護理患者的重要地位，因而必須具有較高的道德品質、業務水準和操作技術。護理人員之角色的發展經歷了漫長的時期，不同時期護理人員角色的形象、期望、職責都有所不同。

在中世紀，護理人員的角色曾被視為類似於母親、修女，或者一位侍者。

1. 民間的形象（the folk image）（母親）：護理人員在人類早期最初的形象是「母親的代言人」。「nurse」衍生自拉丁文，含有撫育、扶助、保護、照顧之意，在歷史上，母親或婦女哺育幼兒、照顧病人和老人，扮演著護理人員的角色；其照顧方法是代代相傳的經驗。這種勤勉、慈祥、無微不至的「母親」形象，反映了護理人員當時幫助、照顧病人時的溫柔、慈愛的社會形象。

2. 宗教的形象（the religious image）（修女）：中世紀西方社會在宗教的影響下，將護理病人認為是基督教徒的責任。教徒們認為照顧病人與拯救病人的靈魂一樣重要，他們強調愛心、仁慈。此種宗教的形象強化和豐富了民間護理人員的正面形象，表示了護理需要付出愛心。為了將更多的時間和更多的精力投放在病人身上，表達自己的愛心，一些護理人員實行獨身或進入修道院。

3. 僕人的形象（the servant image）（僕人）：在文藝復興之後，因為慈善事業的發展，護理逐漸擺脫了教會的控制，從事護理的人員開始接受部分的工作訓練，以專門照顧傷病者。如此，類似的組織相繼成立，護理開始走向獨立職業之旅。然而由於宗教革命導致社會結構變化，使得當時擔任護理工作的人員常常是那些找不到其他工作的人，她們既無護理經驗又未經培訓，致使護理品質下降，與迅速發展的醫學相比，護理進入了歷史上的「黑暗時期」。歷史上的護理人員形象在當今的時代仍殘留著某些痕跡，或多或少地影響著護理事業的發展。

（二）現代護理人員的角色：多元化角色

自從 19 世紀中葉南丁格爾首創護理專業以來，護理人員的形象發生了根本的變化。護理人員為一個受過正規護理教育，有專門知識的獨立實行者，被賦予了多元化的角色功能。

小博士解說

為了更能適應新角色，個人必須做好充分的準備，即對新角色知識的學習，才能儘快、盡可能完全地達到角色的認知，做出正確的角色行為，完成角色的轉變。角色學習是個人學習和掌握社會賦予的角色期待，確認角色的規範，並運用角色的實行來完成角色功能的整體流程。護理人員角色學習也必須將系統的學習與不斷的實行相互整合，此種學習和實行必須不斷貫徹於基礎護理學教育、畢業後護理教育和持續性護理學教育之中。

現代護理人員的角色

1. 健康照顧者	(1) 護理人員最重要的角色是在人們不能自行滿足其基本需要時，提供各種護理照顧。 (2) 例如保持良好的環境、使患者舒適、合理的飲食、呼吸的維持、預防交叉感染、藥物的給予、心理的疏導等，幫助患者滿足生理、心理、社會各層級的需求，直到他們不需要幫助為止。
2. 健康諮詢者	(1) 護理人員運用治療性的溝通技巧，解答護理對象的問題，提供相關資訊給予情緒支援及健康諮詢，澄清護理對象對疾病與健康等有關問題的疑惑，使護理對象清楚地認識自己的健康狀況。 (2) 以正面而有效的方法來應付及處理問題，提昇患者的健康水準。
3. 健康教育者	(1) 護理人員需要承擔健康教育的責任，針對不同的族群宣傳預防疾病、促進健康、有效復健以及自我保健的護理知識，指導人們改變不健康的生活方式是護理人員的責任。 (2) 具有深厚的護理知識、豐富的護理實務經驗的護理人員還要擔任教育者的角色，培養年輕的護理人員，協助她們進入護理工作的領域來發展其護理的專長。
4. 健康協調者	現代護理學要求護理人員與服務對象、家庭以及其他健康專業人員密切合作，維持一個有效的溝通網路，以使診斷、治療、救助等得以互相協調、配合，保證護理對象獲得最適宜的整體性醫護照顧。
5. 護理管理者	為了順利開展護理工作，護理人員有必要對日常工作進行有計劃的組織、管理和整體的協調，以適度地利用各種資源，提昇工作效率，使護理對象獲得優質的服務。
6. 護理計畫者	(1) 護理人員運用護理專業知識和技能，收集護理對象的生理、心理、社會狀況資料，評估護理對象的健康狀況，找出其健康問題。 (2) 制定系統整體性的、切實可行的護理計畫，解決患者的健康問題，促進患者早日康復。
7. 患者的代言人	(1) 護理人員是患者權益的維護者，尤其是對那些無法表達自己意見的患者，如老年人、病危者、心理疾病患者、無法與他人溝通者，有責任解釋並維護患者的權益不受到侵犯或損害。 (2) 護理人員還具有評估有礙全民健康的問題和事件，向相關機構提供健康報告和建議的責任、權利及義務。
8. 護理研究者和改革者	(1) 運用科學研究的方法來解決護理實務、護理教育、護理管理、護理倫理等各個領域的問題，是每一位護理人員的責任。 (2) 例如運用研究來驗證、延伸護理理論，發展護理新技術，改進護理工作，提昇護理品質，促進護理學發展。

8-3 護理人員的權利

(一) 護理人員的權利

1. 有獲得與其所從事的護理工作相適應的衛生防護、醫療保健服務的權利。從事直接接觸有毒（有害）物質、具傳染性疾病之危險工作的護理人員，有依照相關法律、行政法規規定接受職業健康監護的權利；罹患職業病的護理人員，有依照法律、行政法規規定獲得賠償的權利。

2. 有按照政府相關規定獲得與本人業務能力和學術水準相應的專業技術職務、職稱的權利；有參加專業訓練、從事學術研究和交流、參加產業協會和專業學術團體的權利。

3. 有獲得疾病診療、護理相關資訊的權利，以及其他與履行護理職責相關的權利，可以對醫療衛生機構和衛生主管部門的工作提出意見和建議。

(二) 護理人員的義務

1. 應當遵守法律、法規、規章和診療技術規範的規定。

2. 在執業活動中，發現患者病情危急，應當立即通知醫師；在緊急情況下為搶救垂危患者的生命，應當先行實施必要的緊急救護。

3. 發現醫囑違反法律、法規、規章或者診療技術規範規定，應當及時向開具醫囑的醫師提出；必要時，應向該醫師所在科室的負責人或者醫療衛生機構負責醫療服務管理的人員報告。

4. 應當尊重、關心、愛護患者，保護患者的隱私。

5. 有義務參與公共衛生和疾病預防控制工作。發生自然災害、公共衛生事件等嚴重威脅公眾生命健康的突發事件，護理人員應當服從縣級以上衛生主管部門或者所在醫療衛生機構的安排，參加醫療救護。

一般人對患病的行為反應

當人們感到身體或心理方面異常時可能會產生下列行為反應：

1. 沒有行動或延遲行動	人們可能對已出現的症狀不注意，認為不要緊而不採取任何尋求診治的行動，或認為症狀並沒有嚴重到必須立即就醫的程度。
2. 採取行動以尋求協助	人們開始注意自己的健康問題，並採取建設性行動，例如找專業保健人員諮詢、求醫，或與其他非專業人員討論之後先做自我診斷和自我治療。
3. 猶豫不決	(1) 人們既想尋求幫助以早日解除痛苦，又擔心診斷治療過程帶來的麻煩和不適，因此對是否就醫有所壓抑。 (2) 由於產生了患病的意識，患者常表現為緊張、食慾不振、失眠、坐立不安等。 (3) 重度的焦慮會增加心理和生理的痛苦，對疾病的康復產生不良影響。
4. 恐懼	(1) 患者在患病後由於受以往的經驗或傳聞的影響，很容易產生恐懼心理，例如害怕疼痛、害怕殘疾、害怕被忽視或被遺棄、害怕被當作治療的實驗者、害怕死亡等。 (2) 有些害怕是在孩童時期發展起來的，但是在患病時變得較為明顯；有些害怕來自於自己過去的經驗或重要關係者的經驗。 (3) 在一般的情況下，大手術的患者、臨盆的初產婦、嚴重出血的患者以及兒童更易產生恐懼心理。 (4) 護理人員在瞭解引起患者恐懼的原因後給予解釋和安慰，並在言行上表現出信心，才能幫助患者克服恐懼感。
5. 猜疑	(1) 患者對周圍事物比較敏感，表現為多疑和行為矛盾，對別人的好言相勸半信半疑，聽到別人低聲說話總認為是在議論自己的病情。 (2) 既想瞭解有關疾病的資訊，又對聽到的一些解釋抱有懷疑，甚至曲解別人的意思。 (3) 過度的懷疑使患者產生較大的精神和心理壓力。
6. 無價值感與孤獨感	(1) 患病尤其是住院，常常使患者感到與世隔絕、度日如年，而產生強烈的孤獨感。 (2) 疾病也會使人感到無價值，甚至覺得自己是在拖延生命。此時，患者急需家人和醫護人員的關心和幫助。
7. 依賴性增強	由於疾病本身對身體的影響，加上患病之後常受到親人及周圍朋友的照顧，成為人們關心、幫助的重點，患者常有意無意變得軟弱無力、行為幼稚而依賴性增強。
8. 自尊心增強	(1) 在患病之後由於其他需要的滿足出現障礙，進而使自尊感比平時更加強烈。 (2) 患者一方面需要別人的關心、照顧，並感到理應如此；另一方面又認為別人的關照意味著自己的「無能」，是「任人擺佈」，這種矛盾的心理使其自尊心增強，比平時更需別人的尊重。 (3) 如果護理人員說話的語氣過重或過分要求患者，都會傷害患者的自尊心。
9. 羞辱與罪惡感	(1) 患者如果認為自己患病是自己行為不當的結果，則可能產生羞辱和罪惡感，尤其是當患者自認為所患疾病是不易被社會所接受的疾病（例如愛滋病、性病等）時，常感到無地自容。 (2) 此種心理反應會影響患者對疾病的態度，甚至產生潛在的暴力行為。
10. 退縮與憂鬱	(1) 在患病期間，患者有些退縮與憂鬱是正常的，會表現凡事無精打采、注意力不集中、厭惡社交、憂鬱苦悶，對生活失去信心等。 (2) 重度退縮與憂鬱會導致生理功能減退，例如食慾不振、月經失調、性慾減退等。
11. 不安與挫折感	患者的情緒波動較大，不能忍受疾病帶來的痛苦，顧慮疾病對家庭、工作前途帶來的影響，對周圍一切感到不順心，始終處於焦躁不安的狀態，遇到事情不能控制自己，愛生氣、易發怒，也易悲傷。
12. 主觀感覺異常	(1) 患者對周圍的聲、光、溫度及自身的症狀都特別敏感，有時會過分注意身體的變化，例如心跳正常，卻覺得心慌；胃腸活動正常，認為是消化不良。 (2) 患者對環境也比較挑剔，常指責環境不清潔、聲音嘈雜、醫院飲食不好等。
13. 習慣性的心理	(1) 人的心理活動不能馬上適應環境的變化，需要有相當程度的過渡階段，這是人的習慣性心理造成的。 (2) 患者開始患病後，往往不能馬上從心理上接受患病事實，否認其患病情況，不願與醫護人員合作；而一旦適應了患者生活，又往往對疾病產生習慣性，總認為自己需要治療和休息。

8-4　患者的角色

　　患者的角色（sick role）又稱爲患者身份，是指一個人被疾病的痛苦所折磨，並有治療和康復的需要和行爲，是各式各樣社會角色中的一種，並有其特定的行爲模式和特定的權利與義務。當一個人被確診患有疾病時，就具有了病人身份，在心理和行爲上也就產生了變化。

（一）患者角色的特徵

　　著名的美國社會學家帕森斯（Parsons），從社會學的角度觀察病人與周圍人的互動，將患者角色概括爲四類，稱爲病人角色的要素。

　　第一要素：免除平日的社會角色。當一個人扮演病人角色時，他可以免除平日所扮演社會角色的責任，免除的程度取決於疾病的性質和嚴重程度。醫生的診斷是患者角色合法的證明，例如感冒、發燒可以免除教師、工人等角色的社會責任。

　　第二要素：有接受幫助的義務。患者對其陷入疾病狀態是沒有責任的，他們有權接受幫助。因爲通常一個人患病與否是自己無法控制的。生病的人不會因他有意願恢復身體的健康狀態就能實現，必須依賴周圍人的協助，才能使其願望得以實現。

　　第三要素：負有恢復健康的責任。患者自身也要爲健康而努力，如配合治療、護理，做適宜的訓練，以加快康復。

　　第四要素：負有尋求醫療協助的責任。患者應主動尋求專門技術的幫助，通常是醫護人員的幫助，並應在試圖恢復健康的過程中與醫護人員合作。

（二）患者的角色適應問題

　　生老病死是自然的規律。人的一生都有暫時扮演病人角色的可能，甚至與病人的角色終身相伴。這是一個令人懼怕、厭惡的角色，但由於某種原因，有時不得已而接受這個角色。如果在這個過程中，能夠適應改變，也就是說患者基本上已與角色的「指定行爲」相互符合，即角色行爲適應。這是一種最好的角色轉變結果，有利於疾病的康復。但是，人往往在患病之後，當從社會常態角色轉變爲病人角色，以及從病人角色返回到社會常態角色的過程中，常常會產生許多新的問題，即在角色適應上出現許多心理和行爲上的改變。

小博士解說　病人的角色特徵

1. 病人的權利：知情同意權、被尊重權、免除社會責任權、隱私權、享受醫療服務權等。
2. 病人的義務：
   (1) 免除或減輕平日的社會角色。
   (2) 有接受協助的義務。
   (3) 有恢復健康的義務。
   (4) 有尋求醫療協助的義務。

常見的病人角色適應問題，依據其行為的改變可以分為：

1. 角色行為缺如	(1) 角色行為缺如是指患者沒有進入患者角色，不願承認自己是患者。 (2) 患者自我感覺良好，或認為醫生的診斷有誤，不但不休息，有時反而增加活動量，以示自己「健康」；或採取等待觀望的態度，認為症狀還未嚴重到需治療的程度。 (3) 常見於缺乏醫藥衛生知識、對疾病缺乏認識的病人，或由於社會文化原因恥於承認患病之事實的病人。 (4) 特點是對疾病持否定態度，常勉強承擔正常的社會角色，不合作治療。角色缺乏的不良後果可能是拒絕就醫，貽誤治療的時機，使病情加重甚至出現危險。
2. 角色行為衝突	(1) 角色行為衝突是指患者在適應患者角色過程中，與其原有的各種角色發生心理衝突所引起的行為矛盾。 (2) 在社會上，個人總是擔任許多不同的角色。 (3) 當患病時，要從其他的社會角色轉變為患者角色，但是由於對某種需要的迫切追求，或某種動機的程度強烈地超過了求醫治病的動機，便會產生角色衝突。 (4) 患者角色行為衝突多見於承擔較多社會和家庭責任，而且責任心和事業心較強的人。 (5) 例如一位年輕的母親，因為惦記自己年幼的孩子而不能安心養病，造成母親角色與患者角色的衝突。 (6) 正在學習的學生，不願放棄學習躺在病床上，進而引起角色行為衝突。
3. 角色行為強化	(1) 角色行為強化是指患者角色適應中的一種變態行為。 (2) 由於依賴性加強和自信心減弱，患者對自己的能力表示懷疑，對承擔原來的角色恐慌不安，安心於已適應的患者角色。 (3) 另外，生病也會使患者具有一些特權，免除了本應承擔的社會責任，這可能成為患者「第二利益」的根源，此時患者「恢復健康」的要求就沒有「繼續患病」的要求那樣強烈，他們常希望繼續扮演患者角色，以便享受特權。
4. 角色行為消退	(1) 角色行為消退是指患者適應患者角色後，由於其他更強烈的社會需求，不顧病情，重新承擔在社會中的其他角色。 (2) 角色行為消退對疾病的治療和復健不利。 (3) 例如一位患心肌梗塞的患者，因年邁的母親突發腦血管疾病，他毅然出院，承擔起照顧母親的責任，這是因為「兒子」的角色在他心中已經占有主導的地位，於是他放棄了患者角色而重新承擔了「兒子」角色。
5. 角色行為異常	(1) 患者受到疾病的折磨，不能正確地認識自己和接受疾病，對自己的健康狀況悲觀失望，在疾病過程中有過多的擔心、害怕、恐懼等消極之情緒反應。 (2) 此種異常若不能有效疏導，不僅對病情不利，還可能會發生意外事件。

8-5 影響患者角色適應的因素及患者的權利和義務

（一）影響患者角色適應的因素

1. 疾病的性質和嚴重程度：當患者警覺到自己的病情嚴重或症狀會妨礙個人的生活時，通常會立即尋求醫護人員的幫助，並易於適應患者角色。
2. 症狀的可見性：人們通常比較關心和重視一些顯著的症狀等，例如外傷出血，而容易忽視不顯著的症狀，例如食慾不振、消化不良。
3. 人際關係的舒適感：當患者能獲得家屬、親友、周圍同事及醫護人員的關心和幫助時，比較容易適應患者角色。但是有些疾病社會難以接受，甚至對他人構成威脅，易於引起他人的害怕或厭惡時，患者常常不願承認自己患有這些病，甚至拒絕承擔病人的角色。
4. 醫院的規則：每家醫院根據各自的實際情況制定院規。例如住院須知、探視規則、陪護制度等。醫院規則既是對病人的保護，在相當程度上對病人又是一種約束。每一位病人都有不同的生活習慣，而生病住院後，病人較難適應的是不能完全按照自己的意志來活動，常常會影響患者角色的適應。
5. 患者的社會特徵：患者的年齡、性別、性格、教育程度、生活習慣、事業、家庭經濟狀況等，都會影響患者的角色適應。例如老年人易於產生角色行為強化，女患者易於出現角色行為的衝突和消退等。

　　由此我們可以推想，病人原來的角色特性與病人角色越是不同，越容易產生適應上的困難；反之，病人原來的角色與病人角色的特性越接近，如被動、願意接受別人的幫助、能相信別人的人容易接受患者角色。

　　患者角色適應狀況，影響患者的康復，因此幫助患者適應角色很重要。在護理過程中，護理人員應正確評估患者角色適應中存在的問題，準確把握每個人之生理、心理、社會方面的特點，適時給予協助和指導，使他們儘快地適應角色。

（二）患者的權利和義務

　　任何角色都有其特定的權利和義務，護理人員應該尊重患者的權利，以提昇護理的品質。患者也應該確認自己的權利和承擔的義務。

小博士解說

1. 病人角色適應中的問題：角色的衝突、角色的強化、角色的缺乏、角色異常、角色消退。
2. 影響病人角色適應的因素：(1) 年輕（老人：強化）；(2) 性別（女性：強化或消退）；(3) 性格（堅強：反應平靜）；(4) 教育程度（低：冷漠）；(5) 病情；(6) 周圍的環境（住院病人比未住院者易於適應）；(7) 其他。

患者的權利

患者的權利是指患者患病後應享有的合法、合理的權利和利益。

享有平等醫療、護理、保健、復健的權利，包括下列層面的內容：	(1) 患者最基本的權利就是有權獲得良好的醫療護理。 (2) 享受健康是每個人的基本權利。一旦人的生命和健康受到疾病的威脅，患者有權繼續生存，有權獲得醫療護理。 (3) 任何醫護人員都無權拒絕患者的求醫要求。 (4) 因此，求生存、求健康的願望是每個人的基本權利，將患者拒之門外，延誤搶救時機，造成患者致殘或死亡的行為都是不道德的，是犯罪行為。 (5) 人人都有享受平等的醫療護理權利，凡是患者，不分性別、族群、國籍、信仰和社會地位，都有權受到禮貌周到、耐心、持續的醫療護理服務。 (6) 雖然衛生的資源有限，不能平均地滿足患者的特殊需求，但是應在當時當地條件允許的範圍內，盡最大努力進行醫治與護理，要「一視同仁」。
免除一定社會責任和義務的權利	(1) 患者有權根據疾病的性質、疾病的嚴重程度，要求免除或部分免除正常的社會角色所應承擔的責任。 (2) 若在生病時，患者有權要求醫生出具休息證明等。
疾病的認知權和知情同意權	(1) 在醫療護理過程中，患者有權瞭解有關自己疾病的所有資訊，包括疾病的診斷、檢查、治療、護理、預後等，並且，患者有權在知情的基礎上，對治療、護理等做出接受和拒絕的決定。 (2) 從醫療角度不宜相告或當時尚未明確診斷的，應向其家屬解釋。 (3) 在未經過病人及家屬的瞭解和同意前，醫務人員不得私自進行。 (4) 因此，醫護人員應盡可能向患者提供相關資訊，在患者接受治療護理之前，尤其是一些實驗性治療之前，應給予充分的說明，包括目的、方法、注意事項、危險性等，當患者拒絕時，應向患者說明拒絕治療護理可能會對生命和健康造成的後果。 (5) 對於那些會影響康復信心的診斷結果，根據患者的情況，可以採取適當的保護性醫療措施，此時可將有關情況告之患者的重要親屬。
隱私保密的權利	(1) 患者在醫療護理過程中，對由於醫療需要而提供的個人各種祕密或隱私，有要求醫護人員對其進行保密，並且受到人格尊重的權利； (2) 患者有權對接受檢查的環境要求具有合理的聲音、影像方面的隱蔽性； (3) 由異性的醫務人員做某些部位的體檢治療時，有權要求第三者在場； (4) 在做涉及其病案的討論或會診時，可要求不讓不涉及其醫療的人參加； (5) 有權要求其病案只能由直接涉及其治療或監督病案品質的人閱讀。
自由選擇的權利	患者有權根據醫療條件或自己的經濟狀況選擇醫院、醫護人員、醫療護理方案。
監督醫護權益實現的權利	(1) 患者有權監督醫院對其實施的醫療護理工作。 (2) 若患者的正常要求得不到滿足，或由於醫護人員的過失而使患者受到不必要的損害，患者有權要求經濟賠償並追究相關人員的責任。
瞭解醫療費用支配情況的權利	患者有權瞭解費用實際開支情況，也有權要求解釋各項支出的用途。
身體權	(1) 患者對自己的肢體、器官、組織擁有支配權，醫務人員未經患者同意，不可隨意加以處理。 (2) 患者生前和去世之後的身體權都不容侵犯。

8-6 患者的義務與護患的關係

（一）患者的義務

患者是社會人，當一個人的健康有了問題，需要醫生、護理人員的協助，因此，求醫本身也是一種社會行為。患者除了享有求醫的權利之外，也有履行社會義務的權利。

1. 及時尋求與接受醫療和護理的義務：有病就要求醫，不要諱疾忌求醫，以致於耽誤治療的時機。

2. 積極地配合醫護活動的義務：在求醫過程中，患者有準確提供醫療資料的義務，有義務接受、配合醫療護理，有義務遵從醫囑，有義務遵照醫護人員為自己所採取的治療護理措施。患者有義務承擔不服從醫護人員所提供之治療計畫的後果。

3. 按時、按數交納醫療費用的義務：無論以何種方式支付醫療費，患者都有責任按時、按數交付，不可將經濟負擔轉嫁給醫院，這是醫院正常醫療秩序得以維持的保證。

4. 尊重醫護人員的義務：醫護人員與患者之間應當相互尊重，不可以輕視醫護人員。對醫護人員在工作中的失誤，患者及家屬應按正常途徑提出並交涉，絕不可打罵、侮辱醫護人員。

5. 遵守醫院規章制度與規定的義務：患者要協助醫院控制和減少雜訊，保持清潔、安靜的環境，不吸菸，減少探視人員，遵守醫院的作息時間等。

6. 保持和恢復健康的義務：人患病是不自主的，現代社會有許多疾病與人們的生活方式、習慣有密切的關係，亦與忽視自我保健有關。人生病後會導致承擔社會責任的能力減弱，為社會、國家帶來負擔，對個人也造成很大的損失。因此，患者有責任選擇合理的生活方式，養成良好的生活習慣，發揮自身在預防疾病和增進健康中的能動作用，掌握自身健康的主動權。

7. 病癒之後及時出院的義務：醫院的床位和醫療資源有限，只有及時周轉才能保證廣大患者對醫療的需求，因而患者在病癒之後應及時出院。

8. 配合醫院做訪視工作的義務：有些患者在出院之後，醫院還要繼續追蹤訪視治療的效果，這是醫院對患者負責的表現，患者有義務來配合訪視。

小博士解說

1. 社會認知的特徵：
   (1) 知覺資訊的選擇性。
   (2) 認知流程的互動性。
   (3) 印象形成的一致性。
   (4) 認知的主觀評估性。
2. 社會認知的偏差：
   (1) 首因效應。
   (2) 近因效應。
   (3) 暈輪效應。
   (4) 社會刻板印象。

護患關係

護患關係	一般是指在醫療護理實務活動中，護理人員與患者之間確立的一種人際關係，是護理人員與患者為了醫療護理的共同目標而發生的互動過程。
隨著護理實務範圍和功能的擴大	護患關係中的活動主軸包含了更為豐富的內容。
護理人員一方	(1) 可以是護理人員、護理長或護理部主任，而患者一方可以是患者及其家屬、陪護人、監護人、患者所在的單位，甚至媒體輿論。 (2) 在醫院中護患關係主要的研究對象是護理人員和患者，其他人員一般並不是醫院護患關係研究的重點。
在護理實務中	(1) 護患關係與護理效果密切相關。 (2) 每一位護理人員都應處理好這一種關係。
護患的關係是一種人際關係人際關係是指人與人之間在心理上的吸引與排斥關係，透過交往而建立，反映了人與人之間在心理上的親疏遠近。	(1) 護患的關係是一種人際關係，是護理人員在幫助患者滿足需要的過程中形成的幫助與被幫助的關係。但是護患的關係只有在患者無法滿足其基本需要時才會產生，一旦患者病情緩解出院，這一關係就不存在了。 (2) 護患關係的重點是幫助患者解決困難，使患者戰勝疾病，生活舒適。實際的方法可以透過執行護理程序來完成。 (3) 在護患的關係之中，身為幫助者或幫助系統成員的護理人員處於主導地位，這意味著護理人員的一言一行非常重要。 (4) 因為在護患關係的發展中，若護理人員的行為是正面的，則護患關係和諧，有利於患者康復；若護理人員的行為是負面的，則護患關係緊張，會加重患者的病情。
是專業性的互動關係，建立於護理人員與患者的互動。	此種互動不僅僅侷限於護患之間，而是多層面的互動。護患交往中雙方都會將自己的思想、情緒、感受、價值觀、行為模式、疾病和健康方面的經驗帶入關係中，並進一步影響彼此之間的交往。
是治療性關係，治癒疾病是護患雙方的共同目標。	護患關係也是一種治療性關係。護理人員身為護理服務的提供者、患者健康方面問題的諮詢者和健康教育者，有責任使護理工作達到建設性的效果，進而發揮治療的功能。由於治療性護患關係中，患者的需求是重點，因而與一般人際關係不同，除了個人經驗、與健康有關的特殊經驗及一般生活經驗等因素之外，護理人員的專業知識和技術水準是主要的影響因素之一。

8-7 護患關係的基本模式

美國學者薩斯和荷倫德提出了三種護患關係的模式，即薩斯 - 荷倫德模式。此種護患關係的模式同樣也適用於護患的關係。

（一）主動 - 被動模式

這是一種傳統的護患關係模式。此種模式將患者置於被動的地位，而護理人員處於主動的、主導的地位。所有對患者的護理活動，只要護理人員認為有必要，並不需要經過患者的同意，患者只有完全服從護理人員的決定，而不應提出任何異議。

此種模式適用於某些難以表達主觀意願的患者，例如嬰兒、處於昏迷狀態、某些精神疾病、智力嚴重低落或處於全身麻醉手術過程中的患者。此時患者無法參與意見，要求護理人員發揮正面的功能。

對於一般患者，此種模式是單向運作而不是互動的，雖然護理人員也確實在為患者盡力，但患者是消極被動的、處於被支配的地位，不利於發揮患者的投入意願。

（二）指導 - 合作模式

在護患活動中，護患雙方都具有主動性，護理人員決定護理方案、措施，而患者則應尊重護理人員的決定並主動配合。向護理人員提供與自己疾病有關的資訊，同時還可以對護理方案、措施提出建議與意見。

此種模式適用於患者病情較重，但是神智清醒的患者。此時患者希望得到護理人員的指導，能發揮自己的主動性，積極地合作，因而有利於提昇護理成效。

（三）共同參與模式

此一模式以平等合作為基礎，護患雙方具有基本同等的主動性和權利，共同參與護理措施的決定和執行，是一種較為理想的護患關係模式。

在此一模式中，患者不是被動接受護理，而是積極主動的配合並親自參與護理活動，護理人員也能尊重患者的權利，與患者共同商定有關之護理措施，呈現了護患之間的雙向運作。

此種模式適用於慢性病患者和受過良好教育的患者，他們對自身健康狀況有比較充分的瞭解，把自己看作戰勝疾病的主軸，有強烈的參與意識。而對於有意識障礙或難以表達自己主觀意志的患者，顯然是不合適的。

護患關係的建立流程

一般來說，此一過程可以分為下列三期：

起始期 ➡

1. 從護理人員第一次與患者見面起，護患關係就開始形成了。
2. 此時期主要的任務是建立信任感和確立患者的需求。
3. 信任關係是建立良好護患關係的決定性因素之一，是以後工作的基礎。
4. 護患雙方在此階段透過自我介紹，彼此從陌生到認識；透過接觸，從認識到熟悉。護理人員誠懇的介紹，以及在工作中所表現出的愛心、熱心、耐心、細心、責任心、同情心，都將有助於信任關係的建立。
5. 患者運用觀察和瞭解護理人員的言行，來確定對護理人員的信任和依賴程度。
6. 護理人員還應該收集患者的健康資料，準確找出患者的健康問題（未滿足的需要），並鼓勵患者參與互動。

工作期 ➡

1. 在信任的基礎上，護患雙方開始合作。
2. 此時期的主要任務是幫助患者解決已確認的健康問題，滿足其需求。
3. 護理人員制定護理計畫，執行護理措施來達到既定的護理目標。
4. 在此過程中，護理人員應尊重患者，鼓勵參與，給患者充分發揮自護潛能的機會，使患者在接受良好護理的同時，獲得健康保健知識和增強自我防護的能力。

結束期 ➡

1. 與患者密切合作，進而達到預期的目標。
2. 此時期主要任務是成功地結束關係。
3. 護理人員應在此期到來之前，預計可能出現的問題，擬訂解決方案，並徵求患者意見，以便在今後能改進工作。
4. 同時護理人員還應瞭解患者對自己目前健康狀況的滿意度或接受程度，並且為患者保持和促進健康制定計劃等。

✚ 知識補充站

護患關係的建立流程

　　護患關係從患者住院或護理人員接觸患者開始，至患者出院或因健康恢復與護理人員結束關係為止，是一個發展的動態流程

8-8　如何建立良好的護患關係

要使護患關係往良好的方向發展，處於主導地位的護理人員發揮了很重要的功能。護理人員在協助患者時，應重視下列幾個層面。

1. 保持自身健康的生活方式和良好的情緒：身為護理提供者和健康教育者，護理人員本身就是一個角色榜樣，自身的健康習慣和生活方式對患者會產生直接的影響。護理人員應學習和保持健康的生活方式，例如均衡的膳食、適當的運動和休息，並維持應激的情況之下，正常的生理、心理反應等。因為，如果護理人員看起來很健康，充滿著活力，患者就會在運動、飲食等方面效仿他們，並聽從他們的建議。同時護理人員要自覺維持和調整自己的情緒，不要將自己的情緒帶到工作中，避免不良情緒對患者的影響。因為情緒是可以傳播的，護理人員情感的流露會直接影響到周圍環境的氣氛。在治療護理過程中，護理人員是與患者接觸最密切的人，護理人員的一舉一動對患者會產生莫大的影響，負面的情緒會干擾專業性治療關係的建立。

2. 不斷地充實自己，提昇護理的水準：具有良好的政治素養、職業素養、業務素養、身體素養、道德素養及心理素養，是護理人員從事護理工作的基本條件。護理人員的素養、專業知識和技術也將影響到治療性關係的發展。在科技日益發展的今天，護理人員更應做好持續性教育，不斷地更新知識，既要掌握現代理論的基本知識和基本技能，還要廣泛地學習和瞭解人文科學、社會科學、法學、教育學、關係學等，將健康教育、電腦的應用、人際溝通等，作為護理人員的基本技能要求，同時提昇教育的層級。如此不僅可以擴大個人的知識面，以保持對護理專業的興趣，同時還可以不斷提昇護理技術。而贏得患者對護理人員的尊重和信任，有利於建立良好的護患關係。

3. 運用溝通技巧，整體性地瞭解患者的需求：有效的溝通是護理工作順利進行的基礎，也是建立良好護患關係的前提。建立良好的護患溝通，不僅縮短了護患之間的心理差距，而且護理人員更容易得到患者的瞭解，進而促進護患關係的發展。護理人員要學會運用良好的溝通技巧，以準確獲得患者的資訊，整體性地瞭解患者的身、心、社會需求，最終滿足患者的需求。

4. 真誠對待患者，取得患者的信任：護患關係的建立和保持有賴於互動雙方的相互瞭解和尊重。在護理患者時，護理人員應以真誠的態度對待患者，瞭解發生在患者身上的事，體會患者的感受；努力為病人創造一個整潔、安靜、舒適、安全的修養環境；對於疼痛患者儘量減輕其病痛；對患者應做到不分族群、信仰、年齡、性別、職業、教育背景、職位高低、遠近親疏，均應一視同仁，使患者感覺到人與人之間的平等和尊重。在關懷和溫暖的環境之中，患者容易感受到被接納和瞭解，進而促進護患關係的良好發展和疾病康復。

尊重病人的權利，激勵病人的士氣

患者的密切配合	(1) 是治療護理是否成功的前提。 (2) 若得不到患者的密切配合，即便治療護理者水準再高，也難以收到預期的效果。
護理人員對於病人的態度	護理人員對於病人要表示接納、尊重、關心和愛護。
護理人員應主動瞭解	(1) 不同的病情、來自不同生活背景的病人之心理、生理感受，要給予適當的心理疏導，爭取患者的配合； (2) 讓病人參與治療和護理計畫，以減輕顧慮，主動配合； (3) 對恢復期病人，注意鍛煉病人的自理能力，以恢復病人的自尊、自信心和自我控制感。避免病人角色行為強化，啟發其對生活和工作的興趣，逐漸適應自立的需求。 (4) 患者主動參與治療護理的整體流程，有利於患者康復和醫護品質的提昇。
現代社會對護理工作的要求越來越高	(1) 建立良好的護患關係，有助於治療護理的順利進行，亦有助於患者的早日康復。 (2) 所以我們必須努力為病人創造一個平等、輕鬆、和諧的休養環境，使患者處於最佳的治療狀態。

護理人員的守則

第一條	護理人員應當奉行救死扶傷的人道主義精神，履行保護生命，減輕痛苦，增進健康的專業職責。
第二條	護理人員應當對患者一視同仁，尊重患者，維護患者的健康權益。
第三條	護理人員應當為患者提供醫學照顧，協助完成診療計畫，開展健康教育，提供心理上的支持。
第四條	護理人員應當履行單位職責，工作嚴謹、慎獨，對個人的護理判斷及職業行為負責。
第五條	護理人員應當關心、愛護患者，保護患者的隱私。
第六條	護理人員發現患者的生命安全受到威脅時，應當積極採取保護的措施。
第七條	護理人員應當積極參與公共衛生和健康促進活動，參與突發事件時的醫療救護。
第八條	護理人員應當加強學習，提昇執業的能力，適應醫學和護理專業的發展。
第九條	護理人員應當積極地加入護理專業團體，參與促進護理專業發展的活動。
第十條	護理人員應當與其他醫務工作者建立良好關係。密切配合，團結合作。

第 9 章
批判性思考和臨床護理決策

本章核心概念

核心概念為批判性思考的架構、批判性思考的特點、批判性思考的層級、批判性思考的臨床應用。

1. 詳細講解批判性思考的概念，批判性思考在護理中的應用，臨床護理決策的定義。
2. 重點講解批判性思考的架構、特色、層級、標準，護理批判性思考能力測量，批判性思考和創造性思考的關係，臨床護理決策的類型、模式、步驟、影響因素，臨床護理決策與證據導向的護理。
3. 一般性介紹思考，科學思考，發展臨床護理決策能力的策略。

本章學習目標

1. 掌握批判性思考的概念，批判性思考的架構、特點、層級、批判性思考在護理中的應用，臨床護理決策的定義。
2. 熟悉批判性思考的標準及在護理中的應用，護理批判性思考能力測量，批判性思考和創造性思考的關係，臨床護理決策的類型、模式、步驟、影響因素。
3. 瞭解個案分析，如何在臨床護理工作中應用批判性思考。
4. 瞭解思考，科學性思考，發展臨床護理決策能力的策略。
5. 掌握下列概念：邏輯思考、推理、證據導向的護理、系統評估
6. 掌握思考的品質，並能夠整合護理工作分析、評論，有自己獨特的見解。
7. 瞭解臨床護理決策的概念和模式。
8. 掌握系統評估的主要特點。
9. 熟悉證據導向護理的步驟。
10. 掌握證據的分級。

9-1　概論

9-2　批判性思考的技能

9-3　批判性思考與臨床護理決策（一）

9-4　批判性思考與臨床護理決策（二）

9-1 概論

（一）個案分析

　　一位家長抱怨說：「大學到底在教些什麼？我的孩子已是資訊系大二學生，居然連 Excel 都不會用。」教授回答：「電腦的發展日新月異。我們不能保證大學之中所教的任何一項技術在五年以後仍然管用，我們也不能保證學生可以學會每一種技術和工具。我們所能保證的是，你的孩子將在這裏學會思考，掌握學習的方法，這樣，無論五年以後出現什麼樣的新技術或新工具，你孩子都能遊刃有餘。」

　　家長接著問：「如果學最新軟體不是教育，那教育究竟是做什麼呢？」教授回答說：「如果我們將學過的東西忘得一乾二淨時，最後剩下來的東西就是教育的本質了。」教育學家史金納（B. F. Skinner）的名言所謂「剩下來的東西」是自學的能力，也就是舉一反三的能力。學生抱怨：老師，我在校學習期間所獲得的大量知識在畢業後將會遺忘，即使內容沒有忘記，很快就會覺所學的東西已得成為過時的東西？

　　中學裡學習的知識現在有多少在用，假如不完成高中學習而直接進入大學醫學學習，您覺得會怎樣？教育應注重培養學生在校期間學會作用持久的學習技巧和能力。

（二）為什麼護理人員要學習批判性思考？

1. 批判性思考是解決問題的關鍵。
2. 護理人員具有責任心、團隊合作的精神，以及能夠獨立處理各種問題的能力。
3. 護理人員經常需深入思考許多複雜的問題。

（三）科學性思考

　　科學性思考的概念是根據科學的規則和方法所做的思考活動。科學性思考是人類智力系統的重點，是人類對以往認知過程和規律的綜合歸納，是認知經驗程序化和標準化的呈現方式；其方法為觀察、歸納與演繹、分析和綜合；其型式為邏輯思考（logical thinking）、非邏輯思考（nonlogical thinking）、創造性思考、批判性思考。

（四）批判性思考（Critical Thinking）

　　批判性思考是指思考活動中善於嚴格地估計思考的材料和精密地檢查思考流程的智力品質。

1. 概念：個人在複雜的情景中，能夠靈活地運用已具備的知識和經驗，對問題的解決加以選擇和合理判斷，並能正確地做出取捨。

2. 批判性思考中的「critical」（批判）此一名詞源於古希臘字「Kritikos」，意思是對事物敢於提出疑問，並加以分析和判斷。運用批判性的思考過程，可以檢測出自身和他人的思考方式。

小博士解說　相關的專有名詞

批判性思考（Critical thinking）
科學方法（Scientific method）
解決問題（Problem solving）
臨床決策（Clinical Decision making）
臨床護理決策（Clinical decision making）
批判性分析（Critical analysis）

思想 ➡	1. 是人腦對事物歸納式的認知，而藉助於語言來加以實現，進而顯示出事物的本質及規律的理性認知活動。 2. 思考是認知過程的高級階段，其中包含了一般性、間接性、邏輯性、物質屬性。

批判性思考

不同學科對概念的瞭解程度不同	1. 美國哲學協會：CT 是有目的和自我管制判斷，以及產生的解釋、分析、評估和推理 2. Acfaro-lefevre 　(1)批判性思考是一種思考能力 　(2)有目標性的思考能力，以科學的原理和方法為基礎，而依據實際的情況來作出判斷
批判性思考	是一種不斷訓練、自我修正的思考方法。

批判性思考的歷史背景

1930 年代，德國法蘭克福學派所創立的一種批判理論	提倡和主張：質疑、弄清楚本質，加以分析、判斷的一種思考方式。
1997 年	美國護理聯盟要求「護理課程的設定要注重批判性思考和獨立決策能力的發展」。
美國護理聯盟教育評估委員會提出	要將批判性思考能力作為評估護理教育品質的標準之一。

批判性思考的架構

智力因素	思考過程中所涉及的專業知識：醫學知識、人文知識、護理學知識。
認知技能因素	有助於作出符合情境之判斷的解釋、分析、評估、推論、說明、自我調控。
情感態度因素	1. 具備的人格特徵：使用技能的心理準備狀態、意願和傾向。 2. 自信、負責、誠實、公正、好奇、執著、謙虛謹慎、獨立思考、創造性。 3. 合理的思考推理會導致信賴的結論。

誠實與公正

誠實	護理人員要運用同樣的標準來質疑自己的知識，如同質疑他人和驗證他人的知識，多方面聽取不同的意見。
公正	運用同樣的標準來評估各種觀點，而不是根據個人或團體的偏見作出判斷、獨立思考。

+ 知識補充站

1. 可以採用腦力激盪（brainstorming）的方法來加以思考。
2. 好奇與執著：好奇心為對患者作更多的調查和瞭解，執著為堅定地探討解決問題的有效方法。

9-2　批判性思考的技能

（一）解釋（結論陳述證明的正確性）

提出核心論述或問題：(1) 看出一篇文章、一個評論、一個政治諷刺畫的大意重點或包含在評論中的理由和結論。(2) 比較異同點：能夠比較各種人物、觀點、同一時刻或不同時刻之情境的相同點和不同點。

（二）分析（鑑別陳述，提出問題之間的關係）

確定哪些資訊是相關的：(1) 能夠看出可證實的和不證實的，相關和不相關資訊之間的差別。(2) 核查的一致性：能夠確定某種論述或符號在上下文中是否彼此一致。例如，一場政治辯論中的不同觀點，是否和議題相關和一致。

（三）評估（資訊的可信程度評定）

區別事實、觀點和合理的判斷：(1) 能夠運用某個標準判斷某個觀察和推理的品質。(2) 形成適當的疑問：這個疑問可能引導人們對某個問題和情境做出更為深刻、更為清楚的瞭解。

（四）推論（資訊可能發生的情況導出合理結論）

1. 看出字裡行間的假設：能夠看出那些並沒有明白地表述，但是可以推想得到的假設、觀點和結論。
2. 看出原型和客套話：(1) 能夠看出對某個人、團體或觀點的陳腔濫調或慣用語。這些客套話的含義一般都是固定的；(2) 看出偏見、情感因素、宣傳以及語義傾向性：能看出包含在一篇文章或圖表中的偏見，確定來源的可靠性；(3) 看出不同的價值系統和意識形態：能夠看出不同的價值系統和意識形態之間的異同。

（五）說明（瞭解和表達資料、事件等意義和重要性）

1. 陳述結論、證實步驟、敘述爭議。
2. 能夠決定所提供的資訊在品質和數量上是否足以證實一個結論、決定、一般性的命題或似乎合理的假設。
3. 預測可能的後果：能夠預測某一個事件或一系列事件的可能後果。

（六）自我調控

1. 有意識監控自我認知行為，做及時的自我調整。2. 自我檢查。3. 自我矯正。

（七）批判性思考的重點和特點

1. 批判性思考的重點：邏輯知識與邏輯思考能力之間的關係、知識和能力之間的關係。
2. 批判性思考的特點：主動思考的過程、質疑、思考的流程、審慎開發的過程。

自信負責

一個人對完成某一事件或達到某一個目標能力感到的掌握度

1. 合理的思考推理		信賴的結論
2. 自我介紹		
3. 治療之前的解釋		
4. 臨床決策		

批判性思考的層級

第一個層面（知識層級）：重複運用一個概念或重複一個操作	1. 階段性知識，在舊的經濟系統中佔有主導的地位。 2. 包括專門工具和專業語言以及特殊技能的掌握。 3. 問的是：「為什麼」的問題。 4. 指導策略是透過行動來解決。
第二個層面：解決問題	1. 考量問題：在什麼情況下產生的，問題的解決必須與這些情況相整合，還要考量到可能會產生的例外。 2. 解決問題的關鍵：能從以往的經驗中和已經掌握的知識中找到與其類似的地方，進而解決這個問題。 3. 解決問題的出發點：要知道為什麼。 4. 指導性策略：要為他們提供各種實行的機會。 5. 這個層級的民眾所占的比例最大。
第三個層面：設計和創造	1. 包括前面的兩個層面。 2. 延伸到運用系統知識來解決未知的問題，創造新的知識。 3. 這個層級的民眾所占的比例最小。

批判性思考的標準

 專業的標準 ➡

1. 倫理的標準：自主、公正、誠實、保密、負責。
2. 評估的標準：臨床現象的判別、藥物治療過程的判別、健康教育效果的判別。
3. 責任和義務標準：國家政策、護理目標、指南及專業實務標準。

➕ 知識補充站

批判性思考的架構

1. 智力因素：思想過程中所涉及的專業知識：醫學知識、人文知識、護理學知識。
2. 認知技能因素有助於作出符合情境的判斷：解釋、分析、評估、推論、說明、自我調控。
3. 情感態度的因素：具備的人格特徵（使用技能的心理準備狀態、意願和傾向）、自信負責、誠實公正、好奇執著、謙虛謹慎、獨立思考、創造性。

9-3　批判性思考與臨床護理決策（一）

（一）批判性思考在護理教育中的意義
1. 我們要教授如何思考問題，而不是單純地集中在護理知識內容的傳授。
2. 何種教學方法是最有效的方法？

（二）批判性思考在臨床實務的應用
1. 臨床需要解決的問題
2. 你根據什麼證據作這個判斷，這些資料之間有什麼關係，你怎麼證實這個診斷的資料有沒有漏洞，資料是否足夠，是否需要其他的資料
3. 還有什麼其他可能的診斷符合這個情況，你還需要什麼額外的資料才能接納或否決這些可能的診斷
4. 患者及家屬對這種情況的看法如何

（三）臨床護理決策
　　臨床護理決策的概念是指對不確定的臨床護理問題，從眾多備選的方案中選定最佳護理方案的過程。
1. 決策：是指人們為了達到一定的目標而選定行動方案並付諸實施的過程
2. 決策的方法：分為科學性決策與經驗決策兩種。
    (1) 科學性決策：運用科學的方法與技術來分析，從同一目標的幾個方案中篩選出最佳方案的過程
    (2) 經驗決策：在過去同類事件的經驗基礎上所做的決策。

（四）臨床決策
1. 是在充分評估不同臨床方案的風險和利益之後，選取一個最佳的方案，運用診斷實驗來協助篩選，挑選治療方案，以提高醫療的品質。
2. 是一種最大程度地減少臨床實務和決策失誤的科學方法。
3. 質化分析法和量化分析法
4. 決策理論和機率論導向的分析。

（五）臨床護理決策的定義
1. 是臨床護理實務過程中，由護理人員作出服務對象護理的專業抉擇。
2. 特點：(1) 備選的答案多樣化；(2) 透過篩選來消除不確定的因素。

（六）臨床護理的決策類型
1. 確定型臨床護理決策：結局確定，抉擇得與失。
2. 風險型臨床護理決策：結局並不能確定，機率風險估計。
3. 不確定型臨床護理決策：結局並不能確定，事件機率也不能肯定。

思考的流程

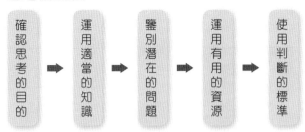

確認思考的目的 ➡ 運用適當的知識 ➡ 鑑別潛在的問題 ➡ 運用有用的資源 ➡ 使用判斷的標準

護理批判性思考的層級

基礎的層級	1. 答案正確性
	2. 參照操作規範步驟
	3. 調整步驟很難
複雜的層級	1. 獨立分析
	2. 檢定選擇方案的正確性
盡職的層級	1. 專業決策
	2. 承擔責任

臨床護理決策

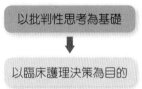

以批判性思考為基礎
⬇
以臨床護理決策為目的

思考的步驟

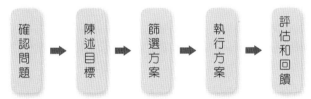

確認問題 ➡ 陳述目標 ➡ 篩選方案 ➡ 執行方案 ➡ 評估和回饋

臨床護理決策模式

臨床護理的決策模式分為服務對象的決策模式、護理人員的決策模式、共同的決策模式。

服務對象的決策模式	由護理人員提供各種方案的優點和風險等相關資訊，服務對象根據自身的經驗以及瞭解獨立作出選擇。
臨床護理的決策模式	由護理人員為主導，護理人員單獨或者與其他的醫務人員一起考量收益和風險，進而代替服務對象作出選擇，告知服務對象的資訊量由護理人員來決定。在護理人員的決策模式中，服務對象並不參與決策的過程。
共同的決策模式	

9-4 批判性思考與臨床護理決策（二）

（八）批判性思考的層級

批判性思考分為基礎的層級、複雜的層級、盡職的層級三種。

1. **基礎的層級**：(1) 相信專家對每一個問題都有正確答案，且堅信所有問題只有一個答案。(2) 在做護理操作時，處於此階段思考的護理人員會參照該操作的標準化程序手冊，嚴格遵循操作步驟，不能調整步驟以滿足服務對象的獨特需求。(3) 個人缺乏足夠的批判性思考經驗，是個人推理能力發展的早期階段。

2. **複雜的層級**：(1) 思考能力得到相當程度的提昇，主動性增強，認識到問題會有不同的解決方法。(2) 在做出決策之前會針對不同方法的利弊得失來加以權衡，然後篩選合適的解決方案。(3) 在面臨複雜的情況時，願意脫離標準化規章和政策的束縛來加以思考，在相當程度上會運用不同的方法來創意性地解決同一個問題。

3. **盡職的層級**：(1) 在此時期，護理人員開始在護理專業信念的指導下，以維護服務對象利益為基礎來做出專業決策，並為此承擔相關的責任。(2) 不僅以解決各種複雜臨床問題的備選方案來加以思考，還需要根據方案的可行性來篩選行為。(3) 有時護理人員甚至會按照專業經驗和知識選擇延遲行動或不採取行動，但是必須在專業所允許的範圍之內，在充分考量後果之後再作出決策。

護理人員在處於批判性思考的不同層級次時，對相同護理實務問題解決的方式、有效性會有較大的差別。因此，護理人員應瞭解自己在批判性思考中所處的層級，促進自身的批判性思考向更高的水準發展。

（九）預見性

是人們利用現有的知識、經驗和方式，對事物的未來或未知狀況預先作出推理和判斷的思考特徵。

（十）靈活性

是指思想不會受到已知條件的限制，能夠提出獨特的見解或嶄新的認知。

（十一）敏捷性

指在工作生活中需要講求效率，在限定的時間之內想出對策和計畫。

（十二）創造性

是指突破傳統的思考習慣和邏輯規則，以新穎的思路來闡明問題和解決問題的思考流程及方法。

（十三）證據導向的護理

證據的分級：1 級：系統評估；2 級：隨機對照實驗；3 級：非隨機但是設計嚴謹的實驗；4 級：非實驗性的研究；5 級：專家的意見。

決策分析圖

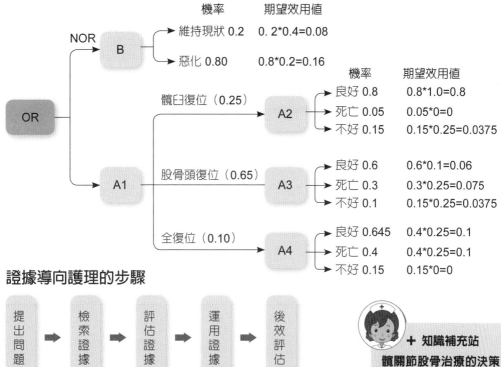

	機率	期望效用值
NOR → B →	維持現狀 0.2	0. 2*0.4=0.08
	惡化 0.80	0.8*0.2=0.16

	機率	期望效用值
髖臼復位（0.25）A2 →	良好 0.8	0.8*1.0=0.8
	死亡 0.05	0.05*0=0
	不好 0.15	0.15*0.25=0.0375
股骨頭復位（0.65）A3 →	良好 0.6	0.6*0.1=0.06
	死亡 0.3	0.3*0.25=0.075
	不好 0.1	0.15*0.25=0.0375
全復位（0.10）A4 →	良好 0.645	0.4*0.25=0.1
	死亡 0.4	0.4*0.25=0.1
	不好 0.15	0.15*0 =0

證據導向護理的步驟

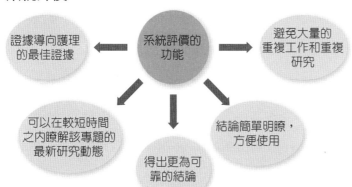

提出問題 ➡ 檢索證據 ➡ 評估證據 ➡ 運用證據 ➡ 後效評估

系統評價

系統評價的功能

證據導向護理的最佳證據

避免大量的重複工作和重複研究

可以在較短時間之內瞭解該專題的最新研究動態

得出更為可靠的結論

結論簡單明瞭，方便使用

✚ 知識補充站
髖關節股骨治療的決策分析

某女性患者，63歲，心絞痛病史10年，在8年前做髖關節全復位術，效果相當良好。近1年來出現髖關節痛，並隨著負重而加重。在8個月前發生心肌梗塞，並無併發症。活動受到限制，生活難以自我料理。

在醫生檢查之後，可能是無菌性髖關節股骨疏鬆，治療方案見解不一：手術風險性大，不手術難以解除病人痛苦。

建議做決策分析，以供醫生、病人及家屬來篩選。

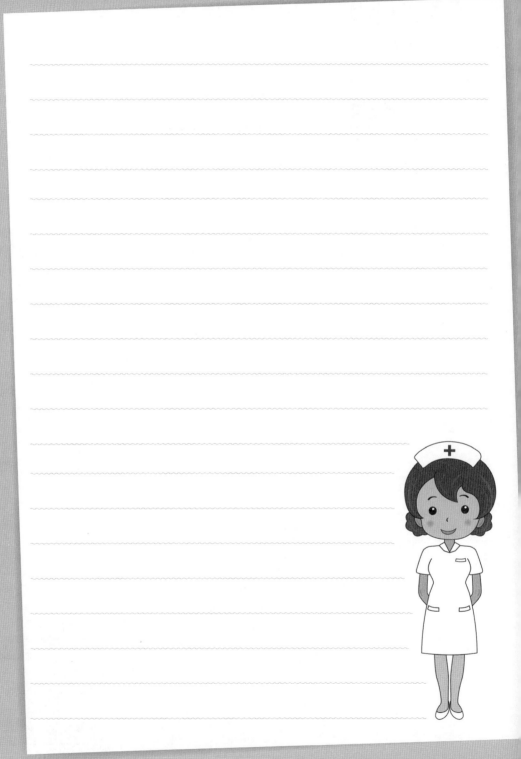

第 10 章
護理專業團隊合作

本章核心概念

　　本章的核心概念為團隊合作的重要性。「團結就是力量」。在臨床護理實務過程中，為了搶救患者的生命，為了能夠更好地的服務患者，促使患者達到最佳的健康狀況，護理人員往往以團隊合作的方式來開展護理工作。

本章學習目標

1. 解釋構成團隊的要素及團隊合作的重要性。
2. 運用任務導向、小組合作探討、腦力激盪術討論團隊合作對護理工作的影響以及學習護理專業團隊對自己從事護理工作的啟示，體會團隊合作的重要性，學會團隊合作。
3. 具有團隊合作精神，表現出自覺學習，積極進取的學習精神。
4. 瞭解團隊合作的重要性。
5. 瞭解團隊合作對護理工作的影響。

10-1　概論

10-2　護理專業團隊合作的重要性

10-1 概論

（一）團隊的概念

管理學家史蒂芬・羅賓 (Stephen Robin) 認爲：團隊就是由兩個或者兩個以上、互動、相互依賴的個人，運用正面的協同功能、個人的相互責任和互補的技能，爲了實現一個具體的、共同的目標而按照一定的規則整合在一起認眞工作的組織。在此將團隊定義爲：團隊是由員工和管理階層所組成的一個共同體，該共同體適度地利用每一個成員的知識和技能而協同工作，解決問題，從而達到共同的目標。

（二）構成團隊的要素

可以將團隊的重要構成要素歸納爲 5P，分別爲目標、人、定位、許可權、計畫。

1. 目標 (Purpose)：每一個團隊都必須有一個清晰的、既定的目標，並且該目標能夠被團隊成員所瞭解和接受，爲團隊成員導航，指引團隊的發展方向。

2. 人 (People)：人是構成團隊最重要的力量。兩個 (包含兩個) 以上的人就可以構成團隊。目標是透過人員來實現的，所以人員的選擇是團隊中非常重要的一個部分。在一個團隊中可能需要有人出主意，有人定計劃，有人執行，有人協調不同的人一起去工作，還有人去監督團隊工作的進展，評估團隊最後的貢獻。

3. 團隊的定位（Place）：團隊的定位包含下面兩個層面：
   (1) 團隊的定位：
      (a) 團隊的定位是指一個團隊在企業中處於什麼位置，
      (b) 由誰選擇和決定團隊的成員，
      (c) 團隊最終應對誰負責，
      (d) 團隊將採取什麼方式來激勵下屬。
   (2) 個人的定位：
      (a) 團隊成員在該團隊中扮演的角色及其工作任務，
      (b) 在爲乳腺癌患者護理的過程中，某一位護理人員是制訂計畫還是協助執行者或者是評估者等。

4. 許可權 (Power)：團隊許可權關係到下列兩個層面：
   (1) 整個團隊在組織中擁有什麼決定權。
   (2) 組織的基本特徵。

5. 計畫（Plan）：確定目標是計畫的重要部分，有下列兩個層面的含義：
   (1) 目標最終的實現。
   (2) 提前依據計劃來進行可以保證團隊的進度順利。

「凡事預則立，不預則廢」，系統而周密的計畫是成功的一半。計畫，是指工作或行動之前預先擬定的方案，包括工作的具體目標、內容、方法和步驟，其含義就是確定目標及實現目標的途徑。爲病人制定的護理計畫、護理長的全年工作計畫等。

許可權（**Power**）

團隊許可權關係到下列兩個層面：

整個團隊在組織中擁有什麼樣的決定權 ➡ 例如說財務決定權、人事決定權、資訊決定權。

組織的基本特徵 ➡

1. 例如組織的規模、團隊的數量、組織對於團隊的授權、業務類型等。

2. 組織的工作是一個基本的流程，它是根據組織的目標，考量組織內外部環境來建立組織結構和協調組織運轉的流程。

3. 例如護理長建構新病房；組織工作是動態的，隨著組織內外環境的變化，要隨時對組織結構做出適當調整。

4. 又例如執行整體性護理，病房則需要調整業務單位的設定。

計畫（**Plan**）

確定目標是計畫的重要部分，有下列兩個層面的含義：

目標最終的實現 ➡ 需要一系列具體的行動方案，可以將計畫視成目標實際工作的程序。

提前依據計劃來進行可以保證團隊的進度順利 ➡ 只有在計畫的指導操作下，團隊才會一步一步地貼近目標，進而最後實現目標。

＋ 知識補充站

許可權（Power）：在團隊當中，要確認許可權的範圍。領導者扮演的角色、權力的大小、處理不一致意見的方法，以及選擇何種溝通程序與團隊的發展階段密切相關。一般來說，團隊越成熟，領導者所擁有的權力相應越小，在團隊發展的初期階段領導權則相對比較集中。

10-2 護理專業團隊合作的重要性

俗話說，「一個和尚挑水喝，兩個和尚抬水喝，三個和尚沒水喝。一隻螞蟻來搬米，搬來搬去搬不起，兩隻螞蟻來搬米，身體晃來晃去，三隻螞蟻來搬米，輕輕地抬進洞裏。」上面這兩種說法皆有截然不同的結果。

「三個和尚」是一個團體，可是他們沒水喝是因為互相推諉、不互相團結合作；「三隻螞蟻來搬米」之所以能「輕輕抬著進洞裏」，正是團結合作的結果。由此可見，團隊合作的力量是無窮盡的，一旦被開發，這個團隊將創造出不可思議的奇蹟。而當今社會由於知識經濟時代的到來，各種知識、技術不斷推陳出新，人的維權意識不斷地增強，患者的需求也越來越多樣化，護理人員在護理工作學習過程中所面臨的情況和環境尤為複雜。在許多的情況下，單靠個人能力是很難完全處理好各種錯綜複雜的問題的，目前社會已經發展到了合作社會的時代。

護理是醫療領域的一個部份，是醫藥衛生事業不可或缺的工作，是醫院工作的重頭戲。護理工作的服務對象是人，護理品質的優劣直接會影響醫療品質的高低，影響患者的生死存亡。所以，為了挽救患者的生命，提高患者救治的成功率，降低傷殘率和死亡率，護理工作需要密切合作。每一個護理單位的護理人員都有自己的工作職責，各個護理單位的護理人員在護理部門的統一管理之下，遵循醫院的整體性工作目標，與醫療部門、醫技單位密切配合，保證醫院工作的順利進行。例如：急診室治療一位外傷大出血休克的患者，急需測量其血壓、吸氧、止血、配血、建立靜脈通路等，而這些都需醫療護理人員組成團體，並要求各個組織成員之間進一步相互依賴、互動、共同合作，經過嚴密而有秩序的團體組織和高效率的團隊合作來解決錯綜複雜的問題，並做必要的行動協調、開發團隊的應變能力和持續的創新能力，依靠團隊合作的力量來搶救患者的生命。

所以說，護理合作是護理人員汲取智慧和力量的重要方式，有助於護理人員個人職業理想的實現，大家可以相互學習，提昇工作能力，相互信任，在促進患者邁向最佳健康狀態的同時，也能體會自身的存在價值，進而實現護理的雙贏局面。

打造優秀護理團隊的有效途徑

合作是打造優秀護理團隊的有效途徑。

優秀團隊應具備之重要素質：凝聚力	(1) 凝聚力：為團隊合作的最高境界。 (2) 團隊合作的最高境界就是全體成員的向心力、凝聚力，這是從鬆散的個人走向團隊最重要的指標。 (3) 團隊凝聚力是指團隊對每一位成員的吸引力，每一位成員對團隊的向心力，以及團隊成員之間的相互吸引力，即團隊成員之間人際關係的和諧與力量。 (4) 團隊凝聚力主要呈現為高度的歸屬意識、強烈的親和意識、負責的責任意識和強烈的自豪感。 (5) 向心力來自成員的內心動力，及共同的價值觀、強烈的歸屬感、認同感，將自己的命運與團隊的命運結合在一起，對一個優秀團隊來說非常重要。 (6) 在缺乏凝聚力的環境之中，個人即使再有雄心壯志以及有聰明才智，也不可能得到充分的發揮！一個團隊如果失去了凝聚力，就不可能完成組織賦予的任務，本身也就失去了存在的價值。 (7) 團隊凝聚力不僅是維持團隊存在的必要條件，而且對團隊潛能的發揮也有很重要的功能。
團隊合作可以確保個人價值與整體價值的整合	(1) 在團隊合作過程中，成員個人價值與團隊整體價值是相互配合、不可分割的。 (2) 一方面，團隊會盡可能的創造條件，滿足個人的合理發展需求，例如自我認知、自我改進、自我提昇發展能力的實現；另一方面，個人也必須努力對團隊盡義務、擔責任，盡可為團隊發展多做貢獻，以達到個人價值與整體價值的整合。
團隊合作可以確保成員能力的發揮與整體效能的最大化	(1) 團隊不僅強調個人的工作成果，更強調團隊的整體業績。 (2) 團隊所依賴的不僅是團體討論和決策，亦包括資訊共享和標準的強化，它強調透過成員的共同貢獻，能夠得到實在的團體成果，團體合作獲得的成果往往能超過成員個人業績的總和，即非線性的團隊合作大於各個部分之和。 (3) 團隊合作的關鍵是共同奉獻，此種共同奉獻需要一個成員能夠為之信服的目標。只有切實可行而又具有挑戰性的目標，才能激發團隊的工作動力和奉獻精神，為工作注入無窮無盡的能量。 (4) 團隊合作是一種為達到既定目標所顯現出來的自願合作和共同努力的精神，它可以激勵團隊成員的所有資源和才智，並且會自動地驅除所有不和諧和不公正的現象，同時會給予那些誠心、大公無私的奉獻者適當的報酬。 (5) 如果團隊合作是出於自覺自願時，它必將會產生一股強大且持久的力量，往往能激發出團體不可思議的潛力，確保成員能力的發揮與整體效能的最佳化。

第 11 章
護理思想的形成

本章核心概念

　　本章的核心概念為科學思想及其架構、邏輯思考的方法。一般性介紹思想、科學思想，發展臨床護理決策能力的策略。

本章學習目標

1. 解釋思想及其特性、科學思想及其架構、邏輯思想的方法。
2. 在學習過程中嘗試運用科學思想方法，以提高學習效率；在老師的引導下，分析邏輯思想方法在臨床護理的應用，以提高批判性思想和解決問題的能力。
3. 在學習、生活和工作中自覺地運用科學的精神。

11-1　思想概論：思想的概念及特性

11-2　科學思想的架構

11-3　邏輯思想方法（一）：比較、分類與類比

11-4　邏輯思想方法（二）：歸納和演繹

11-5　邏輯思想方法（三）：分析與歸納

11-6　邏輯思想方法在臨床護理的應用（一）

11-7　邏輯思想方法在臨床護理的應用（二）

11-8　邏輯思想方法在臨床護理的應用（三）

11-9　邏輯思想方法在臨床護理的應用（四）

11-1 思想概論：思想的概念及特性

　　某年某月某日，在臺北某著名醫院發生一起護理人員與患者家屬激烈衝突之事件，引人深思。患者因癌症末期，從南部慕名北上求醫。在住院之後，經過治療病情稍有緩解，而心情逐漸好轉。但某天晚上，同病房的患者因病情突然惡化去世，對他的刺激相當大，在第二天便覺得頭痛欲裂，渾身不適。醫生爲患者做完檢查離開病房之後，一位護士端著托盤走進來，面無表情地對患者說：「打針！」患者從床上坐起，膽怯地問：「打哪裏？」患者的本意是想問：靜脈注射，還是肌肉注射，以便配合。沒想到護理人員極不耐煩地厲聲喝道：「趴下！打針你懂不懂呀！」此舉令周圍的人大爲震驚，患者家屬非常憤怒，對護理人員的態度表示不滿，但是護理人員不僅不認錯，反而與患者家屬爭吵得不可收拾。患者家屬執意要求護理人員當面道歉，可是她不同意。最後，科主任及護理長出面協調，達成協定：派另一位護理人員來接替她，問題才算得到解決。此個案所反映的問題，不僅僅與護理倫理道德有關，也與護理人員的思想有著密切的關係。

　　要培養一個人成才，很重要的一個因素在於科學的思想。思想科學是一門研究人的大腦及其功能的科學。以前，研究把探討的目光投向外部世界，現在科學把人腦及其功能作爲研究的對象。這顯示了科學的深入化和人認知領域的擴大。

（一）思想的概念

　　思想（thinking）是人類對現象歸納的反映，是藉助於語言來加以實現的。語言是思想的工具，用於表達思想的結果。思想是人腦在感知的基礎上，對所獲得的資訊加以比較、分析、抽象化（abstract），並做出判斷、推理的認知活動。

（二）思想的特性

1. 物質屬性：人要思想，首先必須具備思想的物質基礎，即大腦這一思想器官。因此，思想活動具有物質的屬性。先天愚笨型、昏迷患者等，因爲大腦發育不健全或大腦有病變而不能思想，顯示思想活動是物質活動的一種型式。

2. 一般性：思想顯著的特點就是歸納性。所謂歸納性，是指思想所反映的不是個別事物的某一個具體屬性，而是一種事物具有本質性的抽象屬性。思想之所以能顯示事物的本質和規律性的關係，主要來自抽象和一般化的過程，即思想是一般化的反映。

3. 間接性：間接性是指思想對事物的反映與感性的直接反映並不相同，它是根據已有的經驗和知識運用推理所做對事物的間接反映。

科學思想的概念

科學思想
（scientific thinking）

1. 是人類智力系統的關鍵，並支配其他的一切活動，是人類在學習、認識、說話、操作和其他活動中所表現出來的瞭解、分析、比較、歸納、一般化、抽象、推理、討論等所組成的整合性思想。

2. 是人類對以往認知流程和規律的綜合性歸納。

3. 是對認知經驗程序化和標準化的表現。

4. 運用科學思想可以提昇思想能力和思想品質。

科學思想的架構：邏輯思想

邏輯思想
（logical thinking）

1. 邏輯思想是在感性認知的基礎上，運用概念、判斷、推理、論證等方式對事物做間接、一般性的反映過程。

2. 邏輯思想是科學思想的一種最普通、最基本的型式，它包括形式邏輯思想和辯證邏輯思想兩種型式。

✛ 知識補充站

1. 形式邏輯思想：是邏輯思想的初級階段：
   (1) 它是從抽象同一性，以相對靜止和質的穩定性方面去反映事物，從思想型式、結構方面來研究概念、判斷、推理、論證及其思想規律。
   (2) 其基本規律包括同一律、矛盾律、排中律和充足理由律。
2. 辯證邏輯思想：是思想發展的高級階段
   (1) 儘管它和普通思想一樣，都是藉助於概念、判斷、推理、論證等思想型式來思考，但是辯證思想的特徵在於它的靈活性和實際性，即靈活對待實際的情況，實際地反映事物內部的矛盾。
   (2) 辯證思想的判斷在於它能實際地反映事物的內部矛盾。
   (3) 辯證思想護理的特點是以對事物矛盾分析為前提，進而推導出結論。
   (4) 辯證思想的論證是建立在對事物矛盾的具體分析以充足的證據為基礎上。
   (5) 辯證思想的規律遵循對立統一的規律、質量互變的規律、否定之否定的規律。

11-2 科學思想的架構

（一）非邏輯性思想

　　長期以來，邏輯思想一直被認為是科學思想的唯一類型，但隨著思想科學的發展，人們才越來越認識到非邏輯思想，例如具體思想、直覺思想在科學認知中的功能，並將它們與邏輯思想一起看作科學思想的三種類型。具體思想是在反映實際的形象或姿態的感性認知的基礎上，運用意願、聯想和想像來顯示對象的本質及其規律的思想型式。例如觀察到一個患者皮膚蒼白、面色無華、疲倦、乏力等，即會聯想到是否有貧血症，進而建議患者做血液檢查，以進一步確認診斷並提出護理措施。直覺思想是指不受某種固定的邏輯、規則所約束，直接領悟事物本質的一種思想方式。直覺思想有時還會伴隨被稱為「靈感」的特殊心理體驗和心理過程，它是認識主體的創造力突然達到超水準發揮的一種特定的心理狀態，包含了使問題豁然開朗的頓悟。此種奇蹟般的靈感和頓悟常使科學上的許多難題迅速得到解決，例如牛頓（Newton）看到蘋果落地而頓悟到地球引力的存在，進而提出了萬有引力定律。

（二）創造性思想

　　廣義的創造性思想是指在創造過程中發揮功能之一切型式的思想活動的總稱，狹義的創造性思想則專指提出創新思想的思想活動。

（三）數理性思想

　　數理思想是指以數學為工具，運用數學的語言來表達事物的狀態、關係和過程，經由推導、演算和分析以形成解釋、判斷和預言的思想方式。由於數學具有高度的抽象性、極度的精確性和廣泛的應用性，數理思想方式已越來越多被各門學科所應用。特別是隨著資訊時代和電腦的普遍應用，數量化已成為科學發展的一個主要趨勢。數學思想方法為科技研發提供了簡潔且精確的形式化語言，為科技研究提供了邏輯推理的工具。

（四）批判性思想

　　批判性思想是指思想能否正確鑑別錯誤的理論、觀念、思想和以往不符合實際的理論、觀念和思想的能力。如果一個人能夠根據實際的情況對以往的理論、觀念、思想做正確的分析，能夠做辯證式的否定，那麼他就具有批判性思想。有些護理人員在工作中，能夠發現並糾正醫囑的錯誤及診斷的錯誤，這就是具有批判性思想的表現。而有些護理人員只盲目地遵從醫囑，而無視患者的實際情況盲目地執行，這就是缺乏批判性思想的表現。

批判性思想

 批判性思想 ➡️

1. 可以協助我們判斷並篩選正確的資訊。

2. 不僅批判別人的觀點理論，而且也善於批判自己的觀點。

3. 具有好奇心，對所遇到的每一個問題都能不失時機地尋找原因和答案。

4. 虛懷若谷，兼容並蓄各種觀點，尊重並努力瞭解他人的觀點和看法，靈活且寬容。

5. 隨時準備在強而有力的推理面前改變自己的觀點，始終持質疑的態度，在接受觀點和結論之前要求得到證實。

邏輯性思想

 邏輯性思想 ➡️

1. 是在感性認知的基礎上，運用概念、判斷、推理、編譯等方式對事物間接、一般性的反應流程。

2. 它是科想思考的一種最普通、是基本的型式，包括形式邏輯思想與辯證邏輯思想兩種型式。

3. 形式邏輯思想是從思想型式與結構層面來發展其概念、判斷、推理、論證及其思想規律。

➕ 知識補充站

1. 要擁有上述科學思想的品質，並不容易，需要努力學習，改變觀念，兼容並蓄才會有所成效。
2. 我們正處在資訊爆炸的時代每時每刻都會見到前所未有的現象，聽到前所未聞的觀點。

➕ 知識補充站

批判性思考可以協助我們判斷選擇正確的資訊，具有批判性思考者具有好奇心，兼客並進各種觀點，尊重並努力時了解他人的觀念和看法，在接受觀念與結論之前要求得到證明。

11-3 邏輯思想方法（一）：比較、分類與類比

　　法國生理學家克拉德・貝爾納（1813~1878）說過：「良好的方法使我們更能發揮運用天賦才能，而拙劣的方法則可能阻礙才能的發揮。」這不論對於研發還是整體性護理工作來說，都具有極為重要的意義。尤其整體性護理工作的對象是人，其工作性質具有特殊的複雜性，邏輯思想方法則有助於護理人員正確地思想，以及理論能力和水準的提昇。

（一）比較

　　(1) 就是將彼此有某種關係的事物（對象）加以對比，找出他們之間的共同點和差異點，推理出一定結論的邏輯方法。在研究中，要區分對象就要加以比較，找出其相異和相同之處。(2) 臨床上的鑒別診斷就建立在比較的基礎上；要判斷某一種藥物的療效，運用實務或臨床療效的觀察、比較才能得到結論；(3) 一項研發成果的意義，也只有與現有的成果加以比較，才能做出評估。(4) 在運用比較方法時，應注意做比較的事物（對象）之間必須具備某種可以比較的關係和根據，即在同一種關係上來加以比較。(5) 比較還要根據一定的標準來進行，沒有標準則不能比較；不同的標準，也不能比較。(6) 比較的方法對認識事物具有重要的功能，但是它也有相當程度定的侷限性。(7) 無論從差別相當大的事物間發現其相同點，或是從極為相類似的事物中發現不同點，往往並不是只靠比較的方法就能夠解決的。(8) 而且，事物的屬性和特徵是多樣化的，各個屬性之間又具有複雜的關係。能夠加以比較的只是事物之間的某方面屬性或特徵，所以根據其差異點或共同點所得出的結論難免帶有一些隨機性。運用比較方法得出的結論並不能絕對化，也不能片面地加以誇大。由於比較方法本身的侷限性，它必須與其他的方法整合，才能構成科學的思想方法。

（二）分類

　　分類的方法，是在比較的基礎上，找到事物的異同點之後，根據共同點將事物歸為較大的類別，根據差異點，將事物割分為較小的類別，進而將研究對象區分為有一定從屬關係的不同層級、等級系統的邏輯方法。

（三）類比

　　是對兩個或兩種不同事物的比較，找出它們的相同點或相似點，並以此為基礎，將陌生的事物拿來與較熟悉的事物做類比，推理出陌生的事物也可能具有熟悉事物的某些相同或相類似的屬性。其最大的優點是，能夠在更為廣闊的範圍內把兩個事物聯結起來，異中見同，同中見異，促進新知識的產生。做類比的兩個事物可以是同類的，也可以是不同類的，甚至可以是差異很大的。在它們之間做比較的屬性和關係，可以是本質性的，也可以是非本質性的。可以就某個屬性加以類比，也可以就多種屬性來做類比。如此有利於人們充分發揮想像力，運用類比得出富有創造性的結論。類比的過程既具有邏輯的推理成分，又具有直覺的猜測成分。所以，它具有較高的機率。類比結論的可靠程度，取決於相同或相類似屬性之間的相關程度。若兩者的相關程度越高，則結論的可靠程度越大。所以，在做類比時，要掌握事物的本質關係，找出足夠多的相同或相類似之處，才會得到較為可靠的類比結論。類比結論的正確與否，最終尚需要做實際的驗證。

分類的方法

分類的方法 ➡️

1. 將觀察、實驗、調查中所獲得的數量較大且品質較複雜的事實理出頭緒，使其系統化、條理化。

2. 反映事物本質和規律的自然分類，具有預見性，為人們認識新的事物提供線索。

3. 例如將整個生物界區分為：病毒界、原核生物界、真核生物界、真核原生生物界、植物界、真菌界、動物界六大種群，就是分類。

4. 分類必須以事物本身的某種或某些屬性和關係為根據來進行，由於事物本身的屬性和事物之間的關係是多方面的，因此，分類的標準也是多方面的。

5. 例如結核病，從病因學分類，屬於細菌性疾病；從是否傳染分類，它屬於傳染性疾病；從病變部位來分類，結核病本身又分為許多種，例如肺結核、腸結核、腎結核、淋巴結核、支氣管內膜結核等。任何一種疾病都可以從不同的層級方面來加以分類。

6. 人們可以根據不同的需求，篩選不同的標準來加以分類。在此值得注意的是，分類法的運用，不僅是形式邏輯問題，還必須做辯證式的思考。只有在辯證法的引導下，才能顯示出事物之間的本質和規律性關係，而建立科學的分類系統。

＋ 知識補充站

　　類比法（Method of analogy）也叫「比較類推法」，是指由一類事物所具有的某種屬性，可以推測與其類似的事物也應具有這種屬性的推理方法。其結論必須由實驗來檢驗，類比對象之間共有的屬性越多，則類比結論的信度越大。

11-4 邏輯思想方法（二）：歸納和演繹

（一）歸納

此為對個別事物的研究，歸納出一般原理和普遍規律的邏輯方法。例如從 S 類事物的某些子集合 S1，S2，S3…，Sn 具有 P 屬性，推論出 S 類事物皆有 P 屬性的普遍規律，這就是歸納法的應用。歸納法的前提是關於若干個已知的個別事物的判斷和陳述，其結論卻是關於這一類事物的一般性、普遍性的判斷和陳述。如此決定了歸納法的特點是：其推理方向是從個別性到一般性、從特殊性到普遍性的過程，結論是未驗證的，具有隨機性。

（二）演繹

演繹方法，是以一般原理為前提，推論出對個別事物的結論的邏輯方法。例如從所有 S 皆有 P，Sx 是 S 類中的一個事物，這兩個前提開始，推斷出 Sx 必有 P 的結論，這就是演繹的應用。演繹的理論基礎是通性和個別性的辯證關係。通性寓於個別性之中。凡是一種事物共有的屬性，其中的每一個個別事物也必然具備。所以，從一般性的原理中，可以推斷出個別的事物屬性，這是一種必然性推理。

演繹在科學研究和認識活動中的主要功能為：

1. 是獲得新知識的重要方式。利用演繹推理的前提和結論之間的必然關係，在原有知識的基礎上經過推理可以發現新知識。
2. 是論證的有力工具。演繹可以使科學假說和科學理論獲得可靠論證的合理型式。
3. 是提出科學預見的重要方式和檢驗理論的輔助性方式。一般來說，在將一個假說或理論付諸實際檢驗之前，首先得從其中推演出一個具體的論斷或成果，預言某一事實的存在或某一現象的發生。然後才能根據此一預言的結論來設計實驗，加以檢驗。這個推演的過程，即為演繹。

小博士 解說 批判性思考的架構

歸納和演繹在寫作的過程中邏輯思考的兩種方式。人類的認知活動，總是先接觸到個別的事物，而後推及一般性的事物，又從一般性的事物推及個別的事物，如此循環往返，使認知識不斷深入化。歸納就是從個別性的事物到一般性的事物，演繹則是從一般性的事物到個別性的事物。

歸納和演繹
的辯證關係 ➡️

1. 既相互區別，又往往交織在一起發揮關係，相互關聯、互為補充。

2. 演繹以歸納為基礎，演繹所依據的一般性原理都是由歸納所獲得。

3. 是以一般性原理、原則為指引。

4. 在歸納的過程中，必須依賴演繹來規定其目的、原則和方向。

歸納和演繹的辯證關係

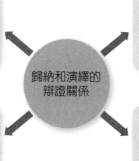

1. 本質性的規律性認知，是人們在臨床實務基礎上對無數病例的歸納得出來的。

2. 必須在做演繹的同時，不斷地整體性地分析疾病的多樣性，及時加以歸納。

歸納和演繹的
辯證關係

3. 夠按照確定的方向和目的來做臨床觀察，並對所搜集的材料加以歸納。

4. 要注意兩種方法的互動關係、補充，建立歸納和演繹相互統一的思想模式。

歸納演繹的基本內涵

歸納並使有條理（大多用於抽象的事物）	大家所提的意見，歸納起來主要就是這三點。
一種推理方法	由一系列具體的事實歸納出一般性原理（跟「演繹」相對應）。另外，數學中的所謂歸納，是指從許多個別的事物中歸納出一般性概念、原則或結論的思考方法。
從前提必然地得出結論的推理	從一些假設的命題開始，運用邏輯的規則，推理出另一命題的過程。

11-5 **邏輯思想方法（三）：分析與綜合**

（一）分析

1. 是在思想中或實際上把認識對象分解爲各個部分或各種組成要素（對象的各個部分，或是特徵、性質、關係等），並把分解出來的各個要素作爲對象整體的一部分，單獨做研究的方法。自然界一切事物都是一個複雜的物質系統，大至宇宙天體，小至原子、基本粒子都是如此。
2. 每一個物質系統都具有多個層級結構，各個層級結構在其性質上各有其自身的規律性。
3. 每一個層級結構又包含各種因素，它們又都處在相互關聯、互動之中。
4. 人體也和其他自然現象一樣，是一個相當複雜的有機體。
5. 任何的疾病現象都是內外致病因素運作於身體，導致身體各種異常變化的歸納。
6. 依據事物的本質和規律，必須把整體分解爲各個部分與要素來研究，分析地越深入，對事物本質的認知就越清晰。
7. 對部分認識不清，對整體的認知必然也不會深刻。例如，爲了弄清楚一個細胞之中的化學反應過程，就需要千百種單一反應部位逐一率取出來，分別加以研究。分析的基本功能就是深入事物的內部，從各個不同的層面來研究各個細節，爲從整體上認識事物累積的資料，便於掌握事物的本質。
8. 因此，能夠協助研發人員對數量較大、品質較雜、有時還可能是相互矛盾的事實資料做創意性的分析，將複雜的事物分解成簡單的要素，進而分清主次關係，鑒別眞僞，使認知能夠深入到更深的層級上。
9. 由於事物分解爲單一的要素，又把相互關聯並不斷運轉的事物或流程，暫時地分開來加以研究，這就容易限制人們的思路，可能會造成一種「見樹，不見林」的片面地看待問題的習慣，甚至鬧出「瞎子摸象」的那種笑話，所以，我們要遵循辯證思想的規律，將分析和歸納有效地整合起來，儘量克服此種可能的限制。

（二）歸納

1. 是分析在過程中被分割事物的各個部分或各種要素，而按照其已有的規律整合起來，確定各個部分之間的關係，而將事物作爲統合性的整體來加以認知的思想方法。
2. 思想要正確地反映事物本質，不僅要對它的各個部分或各個要素做周密的分析，而且要在分析的其礎上加以歸納。
4. 只有運用綜合，才能從整體上去顯示和掌握本質和規律。例如對某種疾病，一般都要對症狀、徵象以及相關的化驗檢查做分析和綜合，發現它們的關係，然後做出診斷。
5. 綜的基本功能是克服了分析可能造成的侷限性，能夠顯示事物在分割狀態下不曾顯現的特徵，從整體上掌握事物的本質屬性。

（三）分析和綜合的辯證關係

　　分析和綜合相互依存、互相補充。分析是歸納的前提和基礎，綜合是分析的發展和提昇；缺乏綜合性指引的分析，不能通觀全局，也做不出系統的結論，而沒有分析的綜合則是空洞的思辨；分析和歸納結果的正確與否，要在互動過程中得到檢驗，雖然在實際思想過程中既分析又綜合，但是，這兩種方法在不同的條件下又是有所著重的。分析和綜合既有相當程度的獨立性，又互動，在相當的條件下可以相互轉化，其呈現的順序爲：分析→綜合→再分析→再綜合…我們應建立分析與綜合相互整合的思想模式。

綜合

系統化的綜合以分析為基礎上進行的

1. 它應該是事物已有關係的反映。

2. 當人們對事物的各個部分、各種要素的認知達到相當的程度時，也就是新的理論、新的觀點孕育產生之時，如果能及時做出綜合，新觀點便會應運而生。

3. 研究即使累積了豐富的感性資料，如果不善於駕馭這些資料，分析綜合得出系統化的結論，也難以做出有價值的發現。

4. 隨著思想科學的發展，使得初級理論的綜合即靜態的研究，也就是相對靜止和穩定的情況下的整體性結構的研究逐漸發展到更高水準的理論綜合的動態研究，即把研究對象的各個部分、要素、方面等之間看成是一個多變數的關係，看成是一個不斷運動、變化的整體系統，並且從運動變化過程中去掌握綜合的整體。

5. 生態系統是一個複雜的動態系統，它是在一定的空間之內，生物和非生物透過不斷的物質循環和能量流動、資訊交換而互動的整體。

6. 在醫學領域所研究的對象是人，既有自然屬性又有社會屬性，是一個 3D 立體網路式的開放動態綜合系統，同時也是一個多層級、多功能的整體。

7. 此種整體結構就決定了醫學科學本身不可能只是無休止的「分化」，而必定會同時在更新的層級上加以綜合。現代醫學模式的轉變充分證實了醫學綜合化的發展趨勢

11-6 邏輯思想方法在臨床護理的應用（一）

　　一名剛出生的早產兒，是不是應該持續給氧？一位 80 歲老婦人，在家跌傷骨折住院手術，是不是按照普通骨折的患者加以護理？一位 60 歲的甲狀腺功能亢進男性病人，在手術前的住院期間喜歡與年輕的女護理人員交談，而且經常向她們提出各種要求，我們是不是可以判定他有態度上的問題？對於這些問題，我們似乎可以不假思索地做出肯定的回答。然而，就在我們這種不假思索的自信中，我們的答案出了問題，若在臨床護理中採取了這種肯定答案之護理措施的話，很可能會出現護理不當或護理事故。而為什麼會如此呢？怎樣才能在臨床護理時減少護理不當或避免事故的發生呢？這不僅有醫學護理知識全面掌握的問題，更重要的是它涉及到在對個別的護理對象採取何種的護理措施時，需要運用邏輯思想方法的問題。

（一）科學邏輯思想在護理工作中的重要功能

　　護理品質的保證：護理人員在護理工作中，只有掌握了邏輯思想的方法，才能正確判斷護理問題，做出正確的護理診斷，制定行之有效的護理方案，收到最佳的護理效果。科學邏輯思想是護理思想的基礎，對保證護理品質具有重要的功能。

1. 補充醫療診斷：在護理過程中，善於運用科學方法能夠有效地找出病因，補充醫療診斷中的不足之處。

2. 挽救患者的生命：在護理的過程中，運用科學的方法能夠儘早發現患者的異常反應，及時採取措施，挽救患者的生命。

3. 保證患者的安全：在護理患者的過程中，要注重採取科學方法，能夠及時地發現患者可能發生的意外情況，迅速地做出處置，進而保證患者的生命安全。

4. 避免醫療護理的事故：在醫療護理過程中，要掌握科學方法，能夠及時地發現問題，糾正錯誤，防止醫療事故的發生。

小博士 解說　批判性思考的架構

　　責任制護理是一種新型的臨床護理制度，其中的一個顯著特點是以護理程序為重點，以計畫護理為內容。護理程序的第一步是估計階段。護理估計就是將收集的各種資料與有關病人健康或疾病的標準加以比較，然後作出判斷。推理判斷圖和推理策略從邏輯學的角度來看，所作出判斷的過程，就是人們利用已知的事實來做邏輯推理的過程。

護理品質保證的範例

1. 補充醫療診斷	例如：一位老年女性患者，診斷為肺心病併發感染性休克，經過抗休克治療之後病情開始好轉，但是感染症狀卻控制不住，原因不明，為治療帶來了難度。護理人員在為患者清洗便盆時發現，便盆的邊緣發黏，考量患者是否有糖尿病，建議醫生為患者檢查血糖，結果證實了她的判斷，在控制血糖之後，感染問題也得到了解決。這位護理人員就是運用了邏輯思想歸納法中的求同法，從糖尿病人尿中可能有葡萄糖排出的現象，整合患者感染症狀得不到控制的實際情況，推斷他的尿可能會有問題，為醫療的診斷提供了重要的補充資料。
2. 挽救患者的生命	例如：一位腦溢血患者，經過搶救治療之後神智轉為清楚，能夠正確地回答問題，但是反應卻相當遲鈍。一天夜裡，護理人員在巡視病房時發現該患者鼾聲大作，呼吸深大，護理人員並沒有單純地認為患者是熟睡，而是做了深入的觀察，測量了生命徵象，證實患者是早期昏迷狀態，馬上通知醫生做了及時的搶救，挽救了患者的生命。這位護理人員運用邏輯思想的比較方法，不是單純地對待患者的鼾聲，而是分析了患者的實際情況，及時發現患者鼾聲的異常，不僅正確履行了護理查房的職責，更重要的是挽救了患者的生命。
3. 保證患者的安全	科學邏輯思想在護理工作中的重要功能：例如：一位患者經常夜間不能入睡，其興奮不安的狀態引起了一名護理人員的重視，並加強對他的觀察和護理。結果有一天護理人員發現，原來掛在衣架上的一根麻繩不見了，馬上聯想：是不是這個患者拿走了。經由對情況的分析和嚴密的監視，果然發現這位患者想上吊尋短，但由於護理人員的及時發現、制止，保證了患者的安全。此一過程是護理人員運用了邏輯思想的歸納分析法，對患者情緒、行為、睡眠及麻繩遺失等因素歸納觀察分析的結果。
4. 避免醫療護理的事故	例如：一名護理人員在觀察一個術後輸血的患者，發現患者表情痛苦，便主動詢問「有什麼不舒服嗎？」患者回答：「有點腰痛。」這位護理人員馬上考量到可能是輸入的血型出了問題，她立即終止了輸血並進行查對，果然發現供血者與受血者血型不相配，避免了重大醫療事故的發生。這位護理人員的正確判斷就是運用了邏輯思想的演繹法，從輸血的一般反應，推理到這個患者的特殊反應，進而判斷出其可能發生輸錯血型問題，避免了事故的發生。

11-7 邏輯思想方法在臨床護理的應用（二）

（二）科學的邏輯思想是護理管理科學化的必要條件

1. 科學的護理管理是運用現代的管理理論，以現代護理的觀點為導向，對各項護理工作執行系統的計畫、決策、組織、執行、控制的一系列活動過程，是將人力、物力、財力、資訊等資源最佳化有效整合的方式；而科學的護理管理過程本身就蘊含著科學的邏輯思想。

2. 就護理人力資源管理而言，要貫徹人本、開放、公平競爭、量才分層而用的原則，充分挖掘、激發、改善人力資源，營造有利於優秀人才脫穎而出的環境條件，使護理人員的安排達到「位置適合人，人也適合於他的位置」，就離不開在調查基礎上的歸納、比較、分析和歸納等邏輯思想方法的運用。

3. 例如，目前許多醫院正在試行以醫師、護理人員為主軸的臨床路徑的整體應用程序，要有效地發揮護理工作在臨床路徑中的功能，護理管理者需要運用一系列邏輯思想方法，對相關的問題做周密的分析研究。

4. 如採用縱橫雙向比較方法，即對執行臨床路徑程序前後的調查情況比較和與同行執行的各種護理措施及其排列順序的比較，從中歸納出：什麼樣的患者適合接受哪種路徑？不同路徑的患者應分別接受哪些護理？以及路徑最佳的護理措施不力排序等，以獲取患者康復率、服務滿意率最高，醫療成本最低的護理效果。

5. 現代護理管理與經驗管理的區別，不僅僅在於護理管理本身的經驗、知識和技能，更重要的是邏輯思想能力水準的高低。是否具備科學的思想方式已經成為評定一個護理人員，尤其是護理管理者業務水準高低的重要指標之一。

6. 科學的邏輯思想是克服經驗管理的狹隘偏見和侷限性，實現護理管理科學化的必要條件。

（三）護理程序中所蘊含的邏輯方法

1. 科學邏輯思想方法像一條紅線，橫跨於臨床護理實務的整體流程，而以滿足護理對象的身心需求，恢復或增進其身心健康為目標的護理程序，是運用系統方法執行的一種具有決策、回饋功能的完整護理活動，是具有很強邏輯層級性的護理工作方法。

2. 護理程序中蘊含的邏輯思想，分為護理評估、診斷、計畫、執行、評價五個基本步驟。

護理評估中的邏輯思想

收集資料

1. 收集資料是做出護理診斷的基礎。

2. 資料的真實、完整、系統性,是整體掌握疾病臨床表現和診斷的依據,進而保證護理思路上下連貫、清晰的基本要求,而護理人員邏輯思想能力,會直接影響到資料收集的準確、完全和客觀。

整理資料

1. 在收集資料之後,必須對資料加以整理和分類。

2. 為了保證資料的真實、準確,及時發現遺漏和問題需要使用邏輯思想的分類方法,對收集的資料按照其共同點和差異點劃分為不同的類型。

3. 對收集到患者的各種資料,護理人員應選擇不同的標準來做分類整理,進而為下一步的資料分析做準備。

分析資料

1. 分析資料是對所獲取資料的分析研究,尋找、發現蘊含其中的異常病情和潛在危險性的相關因素,為護理人員制定準確、適宜的護理計畫打基礎。

2. 分析資料所運用的基本思想方法是分析和歸納的整合。

3. 首先,分析是歸納的基礎和前提,對患者病情方面的詳盡分析,弄清楚與疾病相關之諸因素的細節及其關聯,才可能從整體上掌握病情。

4. 護理人員對資料的分析,必須深入患者的病情,不應放過病情各個方面的細節。

+ 知識補充站

1. 護理評估中的邏輯思想:評估是護理程序的第一階段,為護理程序的基礎,它包括收集資料、整理資料、分析資料等步驟,涉及的範圍有護理對象的生理、心理、社會、文化、發展及精神等方面。資料的收集可以採用交談、觀察、測量等方法來完成。

2. 為了避免把患者的病情在分析過程中割裂開來,應限制我們的思想,以避免造成片面地看待問題,而必須在對掌握資料充分分析的前提下加以歸納,以達到整體性反映疾病性質和狀態的目的。

11-8 **邏輯思想方法在臨床護理的應用（三）**

（四）護理診斷中的邏輯思想

護理診斷是護理程序的第二個階段，它是關於個人、家庭、社區對現存或潛在的健康問題或生命流程反應的一種臨床判斷，是護理人員使護理對象達到預期的結果，選擇護理措施的基礎，在分析歸納的基礎上確定護理診斷，是護理程序的重要步驟。

1. **護理診斷分類中的邏輯思想**：在護理診斷過程中，護理人員經過分析和歸納的邏輯思想，對資料評估獲得的臨床判斷，再運用比較與分類、歸納與演繹、分析與歸納等邏輯思想方法，對臨床判斷做進一步的分類，進而得到現存、高危險、可能、健康和併發症等 5 種護理診斷結論；而各類護理診斷過程中結論的得出，又都蘊含相關的邏輯思想。

   現存問題護理診斷過程中所運用的邏輯思想主要是演繹方法，即從通性的一般推斷出個別患者疾病的屬性。例如：根據護理診斷對各種健康問題概念的界定，臨床上發現某患者有口腔黏膜破潰、疼痛或不適表現，可以將現存的護理診斷判斷爲「口腔黏膜改變」等。潛在問題護理診斷過程中，護理人員是否能準確判斷出護理對象所存在的危險因素，常常關係到患者的生命安危。因此，需要使用邏輯思想中的分析和歸納方法，對收集到的資料分析歸納後做出評估判斷。在健康問題護理診斷過程中，需要應用歸納與演繹、比較等邏輯思想方法，例如：母乳餵養的健康指導。母乳含有嬰兒生長所需要的營養素和抗體，母親親自餵養嬰兒，對嬰兒的心理發育有重要的價值。但是什麼是正確的母乳餵養？產婦們並不甚瞭解，需要加以指導。在指導過程中，護理人員要根據每一位產婦的實際情況，例如家庭背景、生活環境以及受教育程度等，加以歸納分析，在做出評估判斷之後給予有效的指引。

2. **護理診斷相關因素選擇中的邏輯思想**：對護理診斷相關因素選擇的過程，直接關係到患者健康問題的準確性。其中主要運用的邏輯思想是比較方法。它是將分析資料時發現的異常資料與護理診斷的診斷依據進行比較，最終做出準確護理診斷的過程。例如：某位患者有消瘦、口乾、口腔疼痛、不能咀嚼的問題，經過檢查：有咀嚼肌、吞咽肌麻痺，牙齒損壞、假牙不適等客觀性資料。經過分析評估，護理診斷確定爲營養失調，其相關因素是由咀嚼或吞咽困難引起。爲此，可以選擇「營養失調：低於身體的需求量」的護理診斷；還有體重超標 10% 的客觀指標，在分析評估之後，可以確認其營養失調的相關因素是由於攝取量低於活動消耗量所造成的代謝失衡而引起，故應該選擇「營養失調：低於身體的需求量」的護理診斷。總之，護理診斷相關因素選擇的正確與否，科學思想在其中發揮了重要的功能。

護理計畫制定過程中的邏輯思想

護理計畫 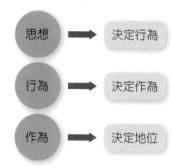 1. 是依據護理診斷確定護理對象的護理重點和目標，系統地擬定護理方法的流程，是執行護理工作的行動指南。

2. 對護理問題的排序、護理預期目標的確定、具體措施的選擇等等，都離不開科學邏輯思想的運用。

思想的歸納

思想 ➡ 決定行為

行為 ➡ 決定作為

作為 ➡ 決定地位

✚ 知識補充站

制定護理計畫中對護理問題的排序

1. 需要運用比較、分析、歸納等邏輯思想方法，同時，由於疾病是個連續動態過程，可以從無到有、由輕變重、由小病轉為大病，反之亦然。
2. 要求對護理問題的排序，不能只看到現存的問題，更要考量潛在的危險因素。
3. 找對關鍵的問題，及時採取得當的護理措施，可能使原有的第一優先問題轉化為中優、次優問題。
4. 如果不注意及時分析、找對護理對象細微異常變化中所蘊含的潛在危險，防患於未然，又可能使患者的中優、次優問題上升為首優問題。
5. 對各種護理問題的排序，只有密切地聚焦於護理的預期目標，從其給予護理對象健康和護理計畫的執行，可能造成的影響層面來加以考量，經過科學邏輯思想的比較、分析、歸納之後，才能做到客觀性。

11-9 邏輯思想方法在臨床護理的應用（四）

（四）護理診斷中的邏輯思想

　　護理預期目標分長期目標和短期目標兩種。長期目標的確定是使用分析和歸納的方法，先對患者各方面情況做出詳盡的分析，而後再做歸納思考的結果。短期目標的確定，主要使用演繹方法，根據某類疾病的一般護理措施，再整合患者的情況制定出特定患者的預期目標。

　　護理措施是護理人員根據護理診斷、為了解決護理問題，協助患者實現護理預期目標而制定的實際護理方案。此一流程主要使用分析與歸納、類比等方法。

　　運用各種邏輯思想方法、選擇適當的護理措施，應根據其系統性、安全性、資源充足，適合護理對象的年齡、性別、健康狀況、願望並能得到配合，與醫療等其他的目標相互一致等標準來進行。

　　同時，還應將預期的目標加以分類，即區分護理人員可以獨立執行完成的目標、需要按照醫囑來執行完成的目標，以及與其他醫務人員合作執行完成的目標等，根據不同目標的類別，分析且選擇適當的護理措施。

（五）護理評價中的邏輯思想

　　護理評價是護理程序的最後階段，它是衡量護理計畫執行之後，護理對象的反應過程。即將執行計畫所得之護理對象的健康資訊與預期目標做了對照，按照評價的標準對執行護理程序的效果、品質做出評定的流程。

　　評價的作法：一是判斷護理對象是否達到了預期效果或目標；二是檢查整個護理程序工作是否合理，即高效能、便捷、省力等。此一過程主要使用比較、分析與歸納等邏輯方法。

　　臨床護理工作離不開邏輯思想，科學的邏輯思想有助於提昇護理工作的效率。身為護理人員應有意識地加強護理思想的訓練，運用系統的方法來指引護理的工作，提昇護理診斷的準確性和護理措施的有效性，減少甚至避免護理不當或事故的發生。

小博士解說

　　整合本章中的病例，運用什麼思考方法來分析，新生早產兒應如何給氧？年邁的骨折老人應如何護理？從那位似乎有些令人反感的男性甲狀腺亢進患者言行之中，應做出哪些正確的判斷？

成功的基本方法論

第一步	1. 善用所有的理論、經驗、知識來界定問題的所在。 2. 其要求「三想」：想一想、再想一想、再想一想；「三問」：為什麼、為什麼、再問為什麼不要；「四剖」：去除主觀的先見、偏見，將問題儘量地分析拆開，從比較容易之處下手，再檢查有無遺漏；「四查」：查書、查資料、問專家、翻出過去的經驗。
第二步	列出所有可行的方案。
第三步	評估各種方案。要求量化評估其可能性、隨機性、可行性。
第四步	1. 導引出結論。 2. 要求最好能使用 6W 來表示：何事或何物（what）、何地（where）、何人（who）、何時（when）、為何（why）、如何（how）。
第五步	1. 轉化為行動計畫。 2. 想想可以不做嗎？從正面想想。 3. 反過來再想想，一定要做，那就馬上快速地行動。

思想與科學思想

思想 ➡

1. 是人腦對事物間接、一般性的反應，藉助於語言來實現，來顯示事物的本質及規律的確性認知活動。

2. 為認知過程的高級階段：具有 (a) 一般性；(b) 間接性；(c) 邏輯性；(d) 物質屬性。

科學思想 ➡

1. 是人類智力系統的關鍵。

2. 是人類對以往認知過程與規律的歸納。

3. 是對認知程式化和標準化的體現。

4. 方法：觀查、歸納與演繹，分析與綜合。

5. 型式：非邏輯思想，創造性思考，批判性思想。

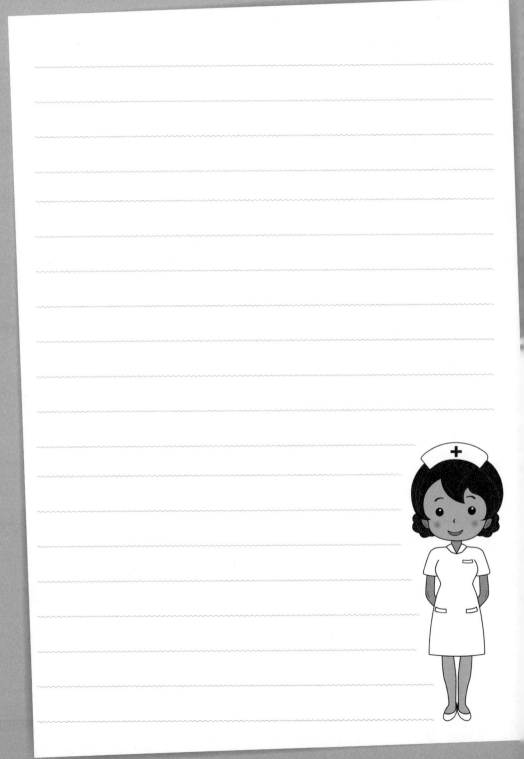

第 12 章
護理生涯規劃

本章核心概念

本章的核心概念為職業生涯規劃的內容。

你選擇現在這個專業的理由是什麼？進入護理院校究竟應該怎麼做？你是否已經確定？當你畢業時，是否知道自己何去何從？你是否已經開始著手規劃你的職業生涯？這些問題你都能回答嗎？

職業一旦被確定，它會一直陪伴著你的工作生涯。根據自己所學專業的特點，確認自己的職業方向，並認真地做好職業生涯設計，是使我們實現職業夢想的關鍵。在此將告訴你如何設計和制定自己的職業生涯方案，如何朝著既定的目標努力。

本章學習目標

1. 解釋職業生涯規劃的概念及職業生涯規劃的內容。
2. 能夠在老師的指導下，設計自己的護理職業生涯規劃，提高批判性思考能力。
3. 表現出自覺地學習，積極進取的學習精神；具備護理生涯的永續發展能力和良好的職業素養。

12-1　職業生涯規劃的發展（一）

12-2　職業生涯規劃的發展（二）

12-3　護理生涯規劃

12-4　護理人員的職業生涯規劃書範例

12-1 職業生涯規劃的發展（一）

（一）職業的概念

職業是指人們在社會生活中所從事以獲得物質報酬作為自己主要生活來源，並能滿足自己精神需求、在社會分工中具有專業技能的工作。

（二）職業生涯的概念

職業生涯就是個人職業的發展道路，包括就業的形態、工作的經歷以及與職業相關的活動等，是一個人從職業學習開始到職業工作最好結束的經歷過程。

（三）職業生涯規劃的概念

職業生涯規劃也稱為職業生涯設計。是指整合自身條件和實際的環境，確立自己的職業目標，選擇職業的道路，制訂相關的訓練、教育和工作計畫，並按照職業生涯發展的階段執行具體的行動，以達到目標的過程。它是指一個人對一生的各階段所從事的工作、職務或職業發展道路所做的設計和規劃。

（四）職業生涯規劃的步驟

1. 自我分析：認識你自己（Know yourself），相傳是刻在德爾斐的阿波羅神廟的三句箴言之一，也是其中最有名的一句。根據第歐根尼・拉爾修的記載，有人問泰勒斯「何事最難為？」他：「認識你自己。」德國哲學家尼采在「道德的系譜」（Zur Genealogie der Moral）的前言中，也針對「認識你自己」來大做文章，他說：「我們無可避免地跟自己保持陌生，我們不明白自己，我們搞不清楚自己，我們的永恆詞語是：「離每個人最遠的，就是他自己。」對於我們自己，我們並不是「知者」……。

2. 分析的方法
   (1) SWOT 分析法：做自我的 SWOT（優勢 / 劣勢 / 機會 / 威脅）分析。試著分析自己的性格、能力、愛好、長處、短處、所處環境的優勢和劣勢，以及一生中可能會有哪些機會？職業生涯中可能有哪些威脅？
   (2) 5W 分析法：(a) 我是誰？ (b) 我想做什麼？ (c) 我會做什麼？ (d) 環境支持我做什麼？ (e) 我的職業與生涯規劃什麼？

小博士解說

職業一旦被確定，它會一直陪著你的工作生涯。根據自己所學科系的特色，確認自己的職業方向，並認真地做好職業生涯的規劃，使我們實現職業夢想的用處。本章將告訴你如何去規劃和制定自己職業生涯方案，如何邁向即定的目標去努力。

資料的 SWOT 分析

分析的項目		分析的結果
內因	S（優勢）	寫出自己適應某種職業的長處
	W（劣勢）	寫出自己應聘某種職業的弱項
外因	O（機會）	寫出有可能發生的機會
	T（威脅）	寫出外界的威脅因素

分析的內容

思考	你所扮演的各種角色與你的特徵、能力如何？個性是什麼樣的？
儘可能寫出各種答案，你將會清楚所承擔的責任、角色和性格	想想哪些是暫時的，哪些是永久的，哪些是應該保留的，哪些必須拋棄或改正的。
可以到專業機構接受心理測試	可以協助自己做分析。

如何制定個人目標？

製作夢想法 ➡ 1. 寫下 10 條未來幾年及一生你應該做的事情。

2. 要求：要確切，不要有限制和顧慮。

想像假設法 ➡ 1. 假設你馬上將不在人世，什麼樣的榮譽、成績、地位、金錢、家庭、社會責任能夠讓你滿足。

2. 根據你認定的需求自己的優勢、劣勢、可能的機會，來勾畫出長期和短期的目標。

＋ 知識補充站

　　你選擇現在這個科的理由是什麼？進入護理科系究竟應該如何做，你是否已經確定？當你畢業時，是否知道自己何去何從？你是否已經開始著手規劃你的職業生涯？

12-2 職業生涯規劃的發展（二）

（五）個案分析

美國哈佛大學有一個非常著名關於目標對人生影響的追蹤調查，對象是一群智力、學歷、環境等條件都差不多的年輕人，調查的結果如下：

1. 3% 具有清晰且長期的目標；10% 具有清晰但是短期的目標；
2. 60% 具有較為模糊的目標；
2. 7% 毫無目標。

在 25 年之後：

1. 3%：25 年來幾乎不曾更改過人生的目標。他們都朝著同一個方向不懈地努力，現在幾乎都成了社會各界的頂尖成功人士，他們之中不乏白手創業者、產業領袖、社會精英。10%：大都生活在社會的中上層，他們的共同特點是，那些短期的目標不斷被達成，生活的狀態穩步上升，成為各行各業不可或缺的專業人士，例如醫生、律師、工程師、高階主管等。

2. 60%：幾乎都生活在社會的中下層，他們能夠安穩地生活與工作，但是並沒有什麼特別的成績。

3. 27%：幾乎都生活在社會的最底層，他們的生活都過得很不如意，常常失業。靠社會救濟，並且常常在抱怨他人，抱怨社會，抱怨世界。由此看來，人必須要有長期清晰的目標，利用目標來牽引實現個人的發展。

（六）SMART 原則：（SMART 是五個英文單字的縮寫）

1. S 是指要具體明確，盡可能量化為實際的資料；
2. M 是指可測量的，要把目標轉化為指標，指標可以按照一定的標準來做評估；
3. A 是指可達成的，要根據個人的資源、個人技能和環境配備程度來設計目標，保證目標是可以達成的；
4. R 是指合理的，各項目標之間有關聯，相互支持，符合實際；
5. T 是指有完成時間的期限，各項目標要訂出明確的完成時間或日期。

根據 SMART 原則使個人發展目標具體化、視覺化、可達成、合理的、有時間的要求，這樣你就基本明白要「去哪裡」。

職業發展的階段

職業準備階段	25 歲以前
職業累積階段	25—35 歲
職業發展階段	35—45 歲
職業成就階段	45—60 歲
職業後期階段	60 歲以後

怎麼去？

首先要考慮阻礙你達到目標的缺點和所處環境中的劣勢，制定一個明確的執行計畫，一定要確認根據計畫你要做什麼。

現在你已經有了一個初步的職業規劃方案，那麼我們來思考：

醫院對你的要求和期望是什麼？

做出哪種貢獻可以使你在公司之中脫穎而出？

將自己的這些思考寫下來，作為自己努力的方向和方案執行的根據。

＋ 知識補充站

職業生涯規劃的歸納

1. 「我是誰」關鍵要做自我分析，你適合做什麼？
2. 「去那裡」要求制定個人職業發展中的方向和階段性目標，
3. 「怎麼去」要制定一個職業發展目標的執行計畫。

　　只要你將上述的職業規劃三部曲弄清楚，就一定能夠在人生道路上邁向成功之道。

12-3 護理生涯規劃

（一）職業生涯的設計

1. 自我評估：個人自身的因素。
2. 職業環境分析
   (1) 所在組織所提供之發展條件的因素：
   (2) 社會環境所給予的支持和限制因素：
     ① 社會一般環境：
       國內政治穩定，經濟持續地發展。在全球衛生事業發展迅速的形勢下，國內
       衛生事業也在突飛猛進地發展，所以國內高水準的醫學人才也層出不窮。
     ② 衛生職業特殊社會環境：
       國內衛生事業的發展需要更多高素質、高科技、高能力的醫學人才，爲目前
       的衛生事業提出切實的要求與任務。
     ③ 產業環境分析：
       就國內醫療系統中醫護比例而言，仍需要大量的臨床護理工作人員。
3. 確定職業的發展道路（將機會留給有想法的人）：
   職業的目標＋發展階段計畫＋實際的行動＝未來的職業關鍵性成功因素
4. 自我成長和進步：
   規劃可以隨著實際情況而隨時加以調整，當個人、環境和完成計畫的情況發生改
   變時，及時改變規劃對於完成目標非常重要。
   (1) 分享：如果你的回憶比夢想還多，那你就喪失了生活的激情！
   榮耀應屬於那些最先看到未來的人，然而，預見未來的最好方法就是創造未來。總
   而言之，如果你不知道要去何處，怎麼知道何時到達呢？
   要使我們的美夢成眞，必須要遵循三個原則：
第一：從現在做起；
第二：竭盡全力；
第三：不折不扣地執行上述的兩個原則
   吉姆・賴恩：夢想使你起跑，而自強不息可以使你跑完全程！
   (1) 你怎麼樣？
   (2) 有沒有一個敢於承諾每天全力去實現的夢想或目標？
   (3) 有沒有在生命結束時不願意回首的往事或想做而未做的遺憾？
   (4) 或者你希望有不同的活法？
   (5) 爲什麼不從現在就開始做起呢？

所在組織所提供的發展條件的因素

	所提供的發展條件
學校	例如：教授知識、社會實務、能力的培養、情感的薰陶等。
家庭	例如：父母的態度、家庭的背景文化、人際關係等。

確定職業的發展道路（將機會留給有想法的人）

發展階段	完成任務
近期	
中期	
中長期	
長期	

職業目標的分解與組合

職業目標：業務能力較高的護理人員，優秀的護理教育人員。

1.2009 年－2011 年	
(1) 成果目標	透過臨床的護理工作，歸納出適合目前國內護理教育的理論。
(2) 學歷目標	研究所畢業，取得碩士學位；取得專技高考護理師執照、通過英語高階聽寫考試。
(3) 職務目標	護理長。
(4) 能力目標	精通各項護理技能的操作，透過實習具有相當程度的實務經驗，具備精湛的業務能力。
2.2011 年－2014 年	
(1) 學歷目標	通過副護理長的晉級。
(2) 職務目標	護理長，優秀的教師。
(3) 預期的收入	30000-45000 元／月。
3.2014 年－2019 年	
(1) 學歷目標	攻讀並取得博士學位。
(2) 職務目標	大學助理教授。
(3) 能力目標	研發的能力突顯出來，在國外的權威刊物發表論文；形成自己的護理管理理念，有很高的演講水準，具備組織、領導一個團隊的能力；帶領更多的護理教育人員，提昇國內的護理教育工作。
(4) 預期的收入	45000-60000 元／月

＋ 知識補充站：成功的標準

成功標準是個人業務、職業生涯、家庭生活的協調發展。順利進入醫院，掌握歸納經驗之後儘快地轉入教育工作。當然只要自己盡心盡力，能力也就得到了發揮。

12-4 護理人員的職業生涯規劃書範例

（一）個人的情況

1. 時間：（2009 年－ 2019 年，24 歲至 34 歲）；
2. 美好的願景：工作的行程順利，家庭美好幸福；
3. 職業的方向：臨床護理師；
4. 整體的目標：進入醫院踏實地完成近十年的臨床護理工作；
5. 已經進行的情況：讀完大專的護理科系。

（二）社會環境規劃和職業分析

1. 社會一般環境：國內政治穩定，經濟持續發展。在全球衛生事業發展迅速的形勢下，國內衛生事業也在突飛猛進地發展。
2. 衛生職業特殊社會環境：由於國內衛生事業的發展需要更多高素質、高科技、高能力的醫學人才，特別是臨床經驗豐富的老師。

（三）產業環境分析

就國內醫療系統之中醫護比例而言，國內仍然需要大量的臨床護理工作人員。

（四）個人分析與角色建議

1. 個人分析：(1) 自身現狀：英文的水準普通，需要提昇會話的水準；儘快適應工作和社會，精通各項護理技術操作。(2) 性格：內外兼備。(3) 特長：中醫刮痧 (4) 愛好：聽音樂，讀書。
2. 角色建議：(1) 父親：「積極向上，不斷地學習，能力要強」；(2) 母親：工作要上進，不要耽誤婚姻；(3) 老師：確定目標，勇往前前。(4) 同學：「希望與你考進衛生福利部！」

（五）職業生涯規劃執行方案

1. 執行所存在的障礙；2. 缺乏豐富的臨床經驗；3. 缺少技能與創新的能力；4. 欠缺快速適應的能力。

（六）解決的方法

1. 教育訓練的方法：(1) 充分利用研究生畢業之前在校學習的時間，為自己補充所需要的知識和技能。(2) 充分利用臨床實習階段的時間，多做，多看，多問，多聽，多學。(3) 積極地參加各種有意義的社會實務活動。
2. 討論交流的方法：(1) 在校期間多和老師、同學討論交流，在畢業之後選擇和其中某些人經常做交流的工作。(2) 在工作中積極地直接與上司溝通、加深瞭解；利用校友眾多的優勢。
3. 實務訓練的方法：(1) 訓練自己的注意力，在嘈雜的環境裏也能思考問題，正常工作。(2) 養成良好的學習習慣，多歸納分析，善於動腦筋，想出更為簡潔的操作技術。(3) 充分利用自身的工作機會來擴大社交圈。

自我超越與系統性思考

自我超越（Personal Mastery）	個人有意願投入工作，專精工作技巧的專業，個人與願景之間有種「創造性的張力」，正是自我超越的來源。
系統性思考（System Thinking）	應透過資訊搜集，掌握事件的全貌，以避免見樹不見林，培養綜觀全局的思考能力，看清楚問題的本質，有助於清楚地瞭解因果的關係。

問題與討論

1. 根據個人的特色，為自己制定一份完整的護理生涯規劃。
2. 製作紙筒
   (1)準備一張白板紙，將它裁成 10cm 長、2.5cm 寬的長方形，共準備 10 小塊，並畫上 10 等分的格子。如圖：

   (2)在白板紙中寫出未來職業對個人最基本的 10 個要求，並以 10 分制分別自己打分。例如「扎實的專業技術」，某同學打 7 分，就在白板紙七等分處截斷。
   (3)最後將 10 塊白板紙圍成小紙筒。
   (4)討論與分享：一個紙筒能盛下多少水並不取決於最長的那塊板，而是取決於最短的那塊板。你打算如何加長你的短板？談談你的感受。

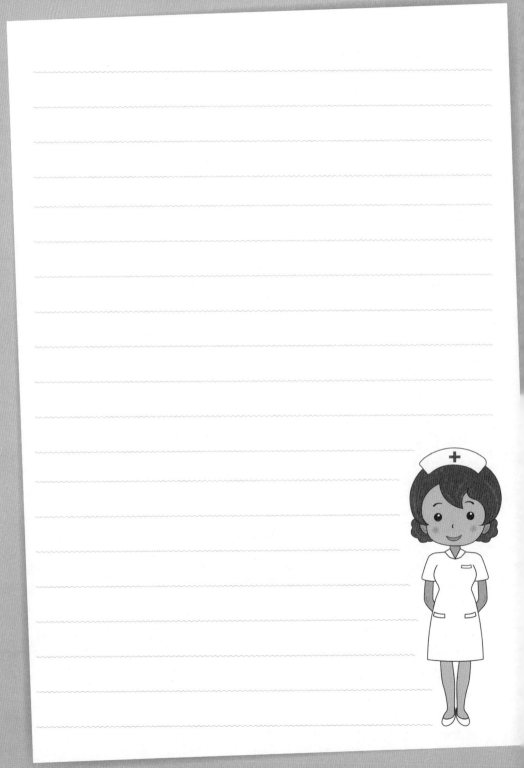

第 13 章
護理工作中有關的法律問題

本章核心概念

　　本章的核心概念為醫療衛生法規，護理人員的法律責任，護理發展中法律問題及預防。現代護理是執行以患者為導向的整體性護理，護理工作也從單純的護理學延伸到社會學、道德學、法律學等一切與人有關的科學，提出了強化護理人員法律意識的重要性及學習法律、懂得法律的必要性。身為與患者接觸最密切的護理工作人員，應該要認識法律，學習法律，依法從事護理服務，在維護好患者權利的同時，也要學會使用法律來自我約束、自我保護。同時，使法律手段對各種護理活動做調整和規範化，不僅是法制建構的需求，也是護理專業自身發展的需求。

本章學習目標

1. 闡述護患糾紛處理之中所涉及的相關法律；說出護理人員的執業條件；護理中常見的法律問題；常見的護理侵權行為及如何加以防範。
2. 運用小組的討論，依法執行護理對今後所要從事的護理工作的啓示，提高批判性思考能力。
3. 樹立依法執行護理的意識。
4. 護士的執業條件，常見的護理侵權行為及防範之道。
5. 掌握在護理工作之中應注意的法律問題。
6. 掌握護理的法律地位及法律依據，舉證倒置與護理人員的法律責任，護理工作中的違法與犯罪，護理人員與病人之間的某些特殊法律關係，護理發展中之法律問題及預防。
7. 熟悉的法律系統及立法程序、醫療衛生法規。
8. 瞭解法律的定義與分類，法律的特徵及功能，法律思想和法律行為，法律責任與法律制裁，法律關係，法律與其他社會現象的關係。
9. 掌握與護理專業相關的法律和法規的主要內容。

13-1　概論

13-2　護理的立法

13-3　非註冊護理人員的法律身份問題

13-4　護理工作中有關的法律問題

13-1 概論

（一）醫療衛生法的特色

1. 以保護公民的健康權利爲宗旨；
2. 調節的方式多樣化；
3. 技術規範和法律相互整合。

（二）醫療衛生法律關係的架構

1. 主體：參加者，享受權利、承擔義務的單位和個人；2. 客體：權利和義務的指向對象；3. 內容：具體的權利和義務。

（三）醫療衛生違法行為及法律責任

1. 行政責任：是指個人、組織執行違反醫療衛生法律、法規的一般違法行爲而需承擔的法律後果，包含行政處罰與行政處分。
2. 民事責任：是指個人或組織執行侵害他人人身、財產權的民事不法行爲應承擔的法律後果。以金錢賠償爲主，其中包含醫療費、耽誤工作費、住院伙食補助費、照護費、殘疾生活補助費、用具費、喪葬費、撫養人生活費。
3. 刑事責任。

（四）醫療事故（medical accident）

醫療機構及其醫務人員在醫療活動中違反醫療衛生管理法律、行政法規、部門規章和診療護理規範、常規，過失造成病人人身傷害的事故。

（五）醫療事故的特徵

1. 行爲主體：醫療機構及其醫務人員；
2. 行爲的違法性：導致醫療事故發生的直接原因；
3. 主觀性：過失造成人身的損害；
4. 過失行爲與損害後果之間存在著因果的關係（以實例來判斷）。

（六）不屬於醫療事故的六種情形

1. 緊急情況下採取應急措施造成不良後果；
2. 病人體質特殊或病情異常而發生意外；
3. 在現有的醫療條件下，發生無法預料或難以防範的；
4. 無過錯輸血感染造成不良後果；
5. 因爲病人及家屬的原因延誤診療導致不良後果的；
6. 因爲不可抗拒的力量而造成不良的後果。

（七）醫療事故的處理程序

1. 醫療事故的報告制度；　　2. 醫療事故的早期現場處置；
3. 申請醫療事故鑒定；　　　4. 醫療事故的行政處理與監督；
5. 醫療事故的後期處理。

醫療事故的分級

等級	損害的程度
一級	死亡、重度殘疾的
二級	中度殘疾、器官組織損傷導致嚴重的功能障礙
三級	輕度殘疾、器官組織損傷導致一般的功能障礙
四級	明顯人身損害的其他後果

＋ 知識補充站

1. 醫療事故的賠償與處罰：醫療事故的查處、金錢的賠償、善後的工作、記取教訓
2. 麻醉藥品管理。
   (1) 麻醉藥品主要是指鴉片、杜冷丁及嗎啡等藥物。在臨床上限用於術後、癌症末期及一些急重症病人的對症處理。
   (2) 這類藥物由專人鎖於專櫃內負責保管，護理人員只能憑醫囑領取及使用這些藥物。
   (3) 若護理人員隨意竊取、盜賣或自己使用這些藥物，則會構成販毒、吸毒罪。

醫療事故的報告制度

醫務人員在醫療活動中發生醫療事故、可能會引起醫療事故的醫療過失行為或發生醫療事故的爭議由政府制定或認可，並由政府強制力保證執行有關醫療衛生層面的法律規範。

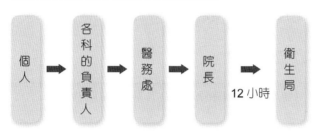

個人 ➡ 各科的負責人 ➡ 醫務處 ➡ 院長 ➡ 衛生局

12 小時

醫療事故的早期現場處置

醫療事故的早期現場處置

1. 收集、保管好相關的原始資料（舉證倒置）。

2. 封存現場的實物。

3. 防止塗改、偽造、隱匿、銷毀資料。

4. 若是搶救病人，在 6 小時之內據實補記錄。

醫療事故的技術鑒定

醫療事故的技術鑒定

1. 由負責動員醫療事故技術鑒定工作的醫學學會動員專家鑒定小組來做。

2. 鑒定小組的工作原則為以客觀事實為依據的原則、鑒定工作獨立進行的原則、實行合議制原則、迴避原則。

13-2 **護理的立法**

（一）護理立法的意義

1. 促進護理管理法制化，提高護理的品質。
2. 促進護理教育及護理學的發展。
3. 維護護理人員的權益。
4. 保證護理人員具有良好的護理道德。
5. 有利於維護服務對象的正當權益。

（二）護理立法的歷史與現狀

1. 在 1919 年英國頒佈了「英國護理法」。
2. 在 1968 年國際護理人員委員會之專家委員會制定了護理立法史上劃時代的檔案：「系統制定護理法規的參考指導大綱」。

（三）護理人員的法律地位及法律依據

1. 執業考試和執業註冊制度。
2. 護理品質的標準：護理法規、專業團體的規範要求、工作機構的相關規定。

（四）護理人員的法律責任

1. 處理和執行醫囑；
2. 執行獨立性及合作性的護理任務；
3. 護理記錄；
4. 住院與出院；
5. 麻醉藥品與物品管理。

小博士解說

患者有權複印或複製其門診病歷、住院日誌、體溫單、醫囑單、化驗單、醫學影像、檢查資料、特殊檢查同意書、手術同意書、手術及麻醉記錄單、病理資料、護理記錄以及衛生行政部門所規定的其他病歷資料。

（五）護理實習生的法律責任

1. 在執業護理人員指導下，才能執行護理操作；
2. 監督下發生的差錯或事故，護生和護理人員皆要負責；
3. 無人監督發生的差錯或事故，護理實習生要承擔法律的責任。

（六）護理工作中的違法與犯罪

1. 侵權與犯罪：
   (1) 民事責任：侵權是指侵害了國家、團體或他人的財產及人身權利，包括生命權、隱私權、名譽權、智慧財產權等，民事責任可以運用賠禮、道歉、賠償物品來解決。
   (2) 刑事責任：犯罪是指一切觸犯國家刑法的行為，分為故意犯罪和過失犯罪，犯罪有刑事責任。
2. 疏忽大意與瀆職罪：
   疏忽大意指不專心致志履行職責，因為一時粗心或遺忘而造成客觀上的過失行為。侵權行為僅損害了被護理者的心理滿足、生活利益或恢復健康的行程。瀆職罪為因為失職而致殘、致死。

舉證倒置與護理人員的法律責任

舉證責任 ➡️ 是指訴訟當事人對其主張的事實，提供證據予以證明及證明不了時需要承擔的一種法律責任。

舉證倒置 ➡️ 是指當事人所提出的主張，由對方當事人否定其主張而承擔責任的一種舉證分配型式。

護理人員與病人之間的特殊法律關係

1. 知情同意	(1) 即患者有權知曉自己的病情，並可以對醫務人員所採取的診治措施決定取捨。 (2) 是由知情、瞭解、同意三個要素所構成。
2. 病人死亡及相關的問題	(1) 病人遺囑的處理 (2) 安樂死 (3) 病人屍體護理及有關檔案記錄的書寫
3. 護理人員與病人交往及保密問題	
4. 病人的權利及相關的法律問題	

✚ 知識補充站

1. 病歷是嚴肅的法律性檔案，客觀、及時、準確無誤、完整的護理記錄是舉證的法律依據。
2. 不認真記錄，或漏記、錯記等均可能會導致誤診、誤治、引起醫療糾紛，造成事故而犯下瀆職罪。
3. 在訴訟之前對原始記錄做增刪或隨意篡改，都是非法的。
4. 麻醉藥品的管理：麻醉藥品主要指鴉片、杜冷丁及嗎啡等藥物。在臨床上限制用於術後、末期癌症及一些急重症病人的對症處理。此類藥物由專人鎖於專櫃內負責保管，護士只能憑醫囑領取及使用這些藥物。若護理人員隨意竊取、盜賣或自己使用這些藥物，則會構成販毒與吸毒罪。
5. 護理發展中的法律問題及防範的方法：在一般的情況下，應及時、準確地執行醫囑；若發生明顯的錯誤，有權提出疑問或拒絕執行。謹慎查對口頭醫囑和「在必要時」等型式的醫囑。隨意篡改或無故不執行醫囑屬於違法的行為；護理人員在提出明確的申辯之後，若醫師仍然強制要求其執行，護理人員將不負擔任何法律的責任。在病情變化時，應及時通知醫生。

13-3 非註冊護理人員的法律身份問題

　　實行護理人員執業資格統一管理，建立護理人員執業資格考試制度和護理人員執業許可制度，以法律的方式保證了護理品質及公眾的就醫安全。護理人員執業資格是從事護理人員工作的前提條件，一旦發生醫療糾紛，當事人是否具備合法的執業資格為醫療與護理專家，參與醫療事故爭議之技術鑒定，和法院審理相關案件所聚焦的幾個重點之一。因與，為醫院行政管理的措施之一，必須對護理人員做認真的考核，確認其註冊護理人員資格才能依職務來上班。持續杜絕未取得護理人員職稱和資格，或已取得護理人員職稱未經註冊而從事護理工作，以及非執業護理人員來從事護理工作。

　　然而，在目前的階段，由於部分醫療機構重視醫療、輕視護理，隨意減少護理人員的數目而造成醫護比例的嚴重失調，護理工作難以到位，臨床註冊護理人員嚴重短缺，經常會出現非註冊護理人員獨立做各項護理工作或護理操作。在此需要指出的是，非註冊護理人員在畢業之後需要在臨床工作相當的時間才能取得註冊的資格。非註冊護理人員處於臨床學習階段，還不能準確地判斷患者的意識情況，一旦病情發生變化若不能及時發現，將會帶來嚴重的後果；這些往往是造成醫療糾紛的根源所在。但是非註冊護理人員可以在註冊護理人員的指導下，做各項護理工作或護理操作，註冊護理人員要嚴格地把關，若出現因為操作不當而為患者造成損害，非註冊護理人員可以不負法律責任。

個案：病歷書寫的格式不標準要擔負責任

　　38 歲的張某在某醫院被診斷患有「胸腹主動脈瘤及高血壓病」。該醫院為其順利執行了胸腹主動脈人工血管置換術。但是術後 7 小時，患者驟發呼吸抑制，意識喪失，心率、血壓下降，經過搶救，患者一個月後神智有所恢復，兩個月後意識清楚出院。該糾紛經過醫療事故鑒定，結論為「根據現有資料不能認定是否屬於醫療事故」。但是醫院存在下列的問題：

1. 病歷記錄及陳述均不能提供患者發生呼吸抑制的確切原因，在病因中也無科內關於該病人的病情討論、分析、研究等記錄。
2. 特別是護理人員記錄中的生命徵象改變與病程記錄中有關「呼吸抑制」的情況不符，原因不明。對此，張某以醫療行為違反診療規範，護理人員在無醫囑情況下，給其飲用食物造成誤吸，由於醫院搶救不力，導致嚴重的缺氧性腦病為由，將醫院告上法院，要求醫院賠償各種損失。一審地院經審理認為，該訴訟經鑒定雖然不屬於醫療事故，但是醫院應該對其病歷書寫存在著嚴重的缺陷，影響醫療事故鑒定負有責任。對此，地院判決醫院承擔一半張某因為呼吸抑制之後所造成的各種損失。

瀆職問題

護理人員的
瀆職問題

1. 是指護理人員在執業時嚴重不負責任，違反各項規章制度和護理常規，造成患者死亡或嚴重傷害的違法行為。

2. 護理人員在執業之中，若因為擅離職守，不執行監護巡視制度、未嚴格執行「三查七對一注意」制度而造成嚴重不良後果等，都是程度不同的護理瀆職行為。

3. 採取防範對策，建立制度，嚴格地管理，杜絕不標準化的醫療行為，為患者提供良好的醫療服務品質。

個案（病歷書寫的格式不標準要擔負責任）之分析

醫療機構的過失行為

既包括怠於對患者做救治的過失，也包括積極治療行為中的過失，後者大多表現為病歷管理、手術簽字程序等方面。而這些過失行為，不僅可能影響患者的治療，影響醫療鑑定的結果，還會使醫院舉證不力。

醫院的病歷書寫存在嚴重的缺陷，致使鑑定部門無法確認該醫療行為是否構成醫療事故。

1. 醫院也無法證明自己的醫療行為與患者損害結果之間不存在因果的關係。

2. 根據舉證責任倒置原則，法院判決醫院要承擔一半的賠償責任。

13-4 護理工作中有關法律的問題

（一）護理記錄的法律問題

　　護理記錄是執行醫囑及護理人員對患者在住院期間病情的客觀性記錄，記載了對患者治療、護理及搶救的全部過程。護理記錄包括體溫單、醫囑記錄單、急重症患者的監護記錄、護理診斷、護理計畫、護理措施和護理評估等護理專業性記錄，在法律上具有不可忽視的重要性。護理記錄書寫的好壞不僅反映了護理品質的好壞，還關係到能否爲醫療護理糾紛的「舉證責任倒置」提供有力的證據，具有重要的舉證功能。

　　一旦出現醫療糾紛，患者及家屬首先提出查閱病歷及醫療檔，當醫療記錄與護理記錄不相符時，會存在較多的法律問題。對此應採取的防範對策爲，護理人員應注重多領域知識的培養，提高自己的分析、判斷、批判性的思考能力，多觀察、多詢問、多思考、多實行，增加自己的臨床經驗，提高護理記錄的書寫水準，根據規範的要求認眞書寫，不但要呈現患者病情的演變，也要在護理問題提出的同時有措施、有回饋，呈現護理記錄的持續性和法律效應。按照規定，醫療記錄與護理記錄應保持一致，按照護理級別記錄不同的護理記錄。

　　各種護理記錄必須規範記錄要求，字跡工整、清晰、記錄詳細、無遺漏。護理長要定期對記錄做檢查，落實並簽全名，以避免潛在隱患的發生。

（二）侵權的問題

　　醫療侵權是指醫護人員在提供醫療服務過程中，因爲故意或過失侵害患者的合法權益，依據法律規定需承擔民事責任的違法行爲。侵權具備的要素：發生在醫療過程中；醫務人員是故意或過失；行爲具有違法性；有損害的發生；損害結果與侵權行爲具有直接的因果關係。常見的護理侵權行爲有：1.對患者生命健康權的侵犯：不執行查對制度，打錯針、發錯藥；護理人員不認眞地履行職責，不認眞地巡視病房患者；輸液未及時巡視患者，使液體往外滲透，造成肢體腫脹；病情惡化未及時發現，有的甚至不知道患者心跳何時停止；值班人員擅自離開崗位，造成急重症患者搶救不及時而死亡。2.對患者知情權的侵犯：(1) 知情同意是在第二次世界大戰以後提出來的，1957年美國法院在一個案例的判決中，首次將知情同意權在法律上引入了醫療領域。(2)患者作爲特殊的消費者，有權利瞭解所患疾病的資訊、治療、護理方案，醫務人員有義務將其告知；護理人員在執行時沒有耐心解釋，沒有徵得患者及其家屬的同意，做各項醫療操作將構成知情權、同意權的侵犯。3.對患者自由權的侵犯：護理人員若藉助於治療需要的名義，拘禁患者或以其他的形式來限制、剝奪患者的自由，改變患者的生活方式，即是對患者自由權的侵犯，也屬於非法拘禁。4.對患者隱私權的侵犯：(1)護理人員在執業時，違反保守醫療原則，違法窺探患者的隱私或者利用職權非法搜身；(2) 擅自公開患者的健康治療，洩漏患者的隱私，將患者隱私當笑料；(3) 在爲患者做導尿、做乳房檢查或者會陰檢查時，若不遮擋、掩蔽會構成侵犯隱私權；(4) 壓瘡、昏迷患者仍有合法權益，同樣受到法律保護，應避免發生因爲護理不當而引起併發症。

防範的措施

嚴格履行告知義務	醫療護理是一種高風險的職業，在法律上醫護人員承擔著高風險的責任，應加強事先告知，在必要時要履行簽字手續，這是尊重患者的權利，也是護理人員自我保護的需求。

適度地安排工作 ➡ 護理長應根據護理人員的工作能力、職稱適度地安排班次。

加強證據導向意識的培養和證據的管理 ➡
1. 護理人員所面臨的是「舉證責任倒置」的新型式。

2. 「舉證責任倒置」無疑使護理人員的臨床工作又多了一份證據責任。

3. 對一些關鍵性護理操作要留有護理記錄。

4. 對具有創傷性的護理操作，不管患者是否選擇做，都要在相關記錄上簽字，以表示知情的局面。

✚ 知識補充站

1. 隨著科技的發展，護理人員不僅要接受專業、正規的學習和訓練，還要在業餘時間中勤奮學習，不斷提昇和更新自己的專業知識，扎實的理論知識和熟練的操作技能是實現自我保護的基礎。

　近年，來法律問題在護理工作中凸顯出來，應該學習相關的條例、分析醫療事故定義、正確地掌握醫療事故的判定標準。

　護理工作面對人這一特殊的服務對象，護理過失會直接導致患者的痛苦和生命安全，是影響醫療品質的重要因素，一旦出現事故，造成損失，將無法挽回和彌補，認真負責的作風是防止一切責任事故的關鍵。強化護理人員的法律素養、責任素養、品質素養、競爭素養、風險素養，既要做微笑服務，更要做知識服務。護理人員們必須清楚，護患之間的利益是相通的，維護患者的利益就等於保護自己的利益。

2. 個案（糖二磷酸鈉錯用，患者死亡引發的爭議）：某患者因為患慢性支氣管炎、肺氣腫入住被告醫院。同年 2 月 4 日，被告護理人員誤將鄰床的果糖二磷酸鈉錯掛給患者，但輸液大約 2 分鐘後隨即糾正，醫師向患者和家屬及時作了解釋。同年 2 月 15 日顧客才因為肺心病而死亡。被告醫院辯稱果糖二磷酸鈉是存在於人體內的細胞代謝物，能夠調節葡萄糖代謝中多種的活性，該藥半衰期大約為 10 ～ 15 分鐘，在體內經過水解成為無機磷及果糖，且患者在以後的治療中也曾使用果糖二磷酸鈉，故錯用果糖二磷酸與患者死亡無關。法院認為，被告醫院護理人員未認真執行三查七對一注意的原則，工作失誤，用錯藥的過錯相當明顯，雖然並未造成損害的後果，但是應承擔相關的民事責任。

第 14 章
護理人員的職業形象設計

本章核心概念

　　本章的核心概念為護士應具備的禮儀行為規範。孔子曾言：「質勝文則野，文勝質則史，文質彬彬然後君子」。意指一個人如果具備了良好的品質，而不太注意言談舉止的禮貌行為，就會顯得粗野；若只重視外表，而缺乏內在樸質的品德與修養，則會顯得輕浮和淺薄。完整的「美」是內在和外在美的完美結合。內在美不能脫離外在美而單獨存在，外在美缺少了內在美的內容，即為「無源之水」，美好的外在形象是美好心靈的展現和延伸，二者相互依存，協調地發展，才能夠達到職業形象美的高度。

本章學習目標

1. 說出護理人員應具備的素質和禮儀行為規範。
2. 學會基本的護理人員職業形象設計的方法，能夠正確模擬護理人員的服飾儀表、舉止行為、語言規範，在禮儀訓練中體會護理人員的儀表、舉止、言語的美感。
3. 如何具備良好的職業素養，塑造良好的職業形象。
4. 正確地比較護理人員的服飾儀表、舉止行為、語言規範

14-1　護理人員的基本素質（一）

14-2　護理人員的基本素質（二）

14-3　護理人員的禮儀行為規範（一）

14-4　護理人員的禮儀行為規範（二）

14-5　護理人員的禮儀行為規範（三）

14-6　護理人員的外在形象塑造（一）

14-7　護理人員的外在形象塑造（二）

14-1 **護理人員的基本素質（一）**

護理人員肩負著救死扶傷的光榮使命。護理人員的素質不僅與醫療護理品質具有密切的關係，而且是護理學發展的決定性因素。因此，不斷地提昇護理人員的素質，是合格的護理人員的重要任務。

（一）素質的概念

素質原本是心理學上的一個專有術語，是指人與生俱來的以及透過後天培養、塑造、訓練而獲得之身體上和人格上的性質特點。它可以分爲：先天的自然的素質和後天的社會性的素質。前者是不能改變的，後者是可以加以改變的、最主要的，可以透過不斷的培養、教育、自我修養、磨練而獲得的一系列知識技能、行爲習慣、文化涵養、品質特點的整合。所以，培養護理人員素質並不是要使用某種框架來把護理人員的發展方向、行爲準則、提供護理的方法加以限制，而是要養成他們既能順利適應社會和護理工作，又能充分實現個人價值和創造力的能力、心境、技巧。

（二）護理人員素質的重要性

1. 促進護理學的發展：隨著科學的發展和進步，護理學在護理理論、護理範疇、護理技術和護理設備上都得到了相當程度的發展和進步，但是與其他學科相比，護理學還是一門處於發展階段的年輕學科，還有許多新的領域有待開拓，需要更多的理論和實務來促進它的發展，以形成現代護理學的獨立系統。

2. 護理人才的培養：人才是社會性、進步性、創造性的整合。護理學科正處於蓬勃發展的階段，需要優良的護理人才來作爲高等教育的教授、臨床護理專家、護理學研究人員、護理管理的主管，以及成千上萬具有愛心和良好素質的護理人員。同時，護理人員團體素質的改善，可以爲護理人員創造良好的社會環境。

3. 醫院的整體性建構：人才是醫院整體性建構的主要因素之一。在醫院，護理人員佔據醫、護、技術人員總數的 1/2，由護理人員參與的工作部門大約占據醫院工作部門的 3/4。因此，護理人員素質的高低、護理工作的好壞直接影響到醫院的整體性建構。

4. 提昇護理的品質：護理品質的高低與護理人員素質的優劣密切相關。護理品質是護理人員素質的反映，護理人員素質又是提昇護理品質的動力。護理人員的良好素質是保證高品質護理服務的基本前提，其不僅呈現於儀表、言行、舉止，更呈現於護理人員的道德品質和內在修養。

護理的道德素質

 思想素質 ➡ 1. 熱愛本職的工作。

2. 忠於護理事業,對護理事業有堅定的信念、深厚的感情;能做到自尊、自愛、自製、自強。

 思想素質 ➡ 1. 具有高度的責任感和同情心,兢兢業業,忠於職守,全心全意為病人的健康服務。

2. 具有誠實的品格和較高的慎獨修養,獨立是指在無人注意時,自己的行為必須一絲不苟,為重要的道德修養之一。

3. 護理行為有時在病人不知情或病人失去知覺時獨自進行,而缺乏監督,因此護理人員必須具有高度的獨立精神。

護理人員的專業素質

 基礎醫學知識 ➡ 1. 扎實的基礎醫學知識為進一步學習臨床護理專業知識奠定了良好的基礎。

2. 例如人體解剖學、人體生理學、藥理學知識等。

 臨床醫學知識 ➡ 1. 臨床醫學和護理學科的發展密切相關。

2. 護理人員只有具備豐富的臨床醫學知識才能夠深入地瞭解護理專業的精髓。

3. 站在護理學的前線,提出預防性的護理措施,提昇護理的品質。

 護理專業知識 ➡ 護理人員只有掌握專業知識才能為病人提供良好的身心健康服務。

➕ 知識補充站
護理人員素質的基本內容

　護理人員的素質包括品德素質、專業素質、科學文化素質、身體素質、心理素質。其中,品德素質是關鍵。

14-2 護理人員的基本素質（二）

（三）護理人員的專業能力

1. **標準化的操作技能**：護理操作的對象是人體，因而各種操作不得有絲毫的馬虎，應做到標準化與熟練。掌握標準化、準確、熟練、適應較強的護理技術操作，即使在病人病情緊急多變的情況下，也能機智靈活地運用準確的技能完成複雜的護理操作。

2. **敏銳的觀察能力**：在護理實務之中，病人的病情變化是相當複雜的，有時微小的變化就是疾病的先兆。因此要求護理人員具有敏銳的觀察力，早期發現，早期處理，避免發生嚴重的併發症。

3. **機智靈活的應變能力**：護理服務的對象是人，人的心理活動與性格特徵是複雜多變的，因此，護理工作中要針對不同的病人採取個人化的護理措施，一切以病人為導向。

4. **分析、解決問題的能力**：護理學是一門應用性很強的學科，要注重運用護理程序來解決問題，因此要求護理人員在護理病人的過程中，具有較強的分析問題、解決問題的能力。

5. **批判性思考能力**：批判性思考是一種理性思考，是思考和推理的流程。在臨床護理實務中，運用批判性思考可以協助護理人員做出有效的護理決策，實現認知層級的進步，而為護理對象提供高品質的護理服務。

（四）科學文化素質

1. **基礎的文化知識**：現代護理學發展要求護理人員具備相當程度的文化素質，掌握相關的數、理、化、國文、外文、電腦等應用知識，是深入瞭解醫學、護理學理論的必備條件，以便以後能夠更快地適應護理學的發展，為終生學習打下良好的基礎。

2. **人文科學及社會科學知識**：隨著整體性護理理念在護理服務中的深入發展，更要求護理人員具備相當程度的人文科學知識和一流的溝通技巧。

3. **現代科學發展的新理論、新科技**：科技發展的日新月異，醫學發展不斷地出現新的理論、新的技術，護理人員要不斷學習更新自己的理念、技術。

小博士解說

1. 護理人員素質的形成和提昇是一個終身學習的過程，一個合格的護理人員應具備扎實的理論基礎、豐富的臨床經驗、熟練的操作技術、健康的身體和高尚的思想境界。

2. 每一位護理人員都應確認護理人員素質的內涵，積極地學習，主動地修煉，在工作實務中不斷地加以改善和提昇，努力使自己成為一名素質優秀的護理人員。

身體素質 ➡ 1. 是人體活動的一種能力，是指人體在運動、工作與生活中所表現出來的力量、速度、耐力、靈敏度及柔韌性等。

2. 護理人員特定的生活環境及工作特點，決定了護理人員應有強健的身體素質，才能有健美的體魄，端莊的舉止，工作的魄力和雷厲風行的工作作風

心理的素質

1. 有謀求事業成功的最大樂趣	樂於奉獻，樂於為病人解除痛苦，有強烈的求知慾去學習、鑽研業務技術、探求護理的規律。
2. 有正確的執業動機	護理工作是高尚而平凡的職業，要能不為名利所誘惑，不受世俗偏見所干擾，端正自己的執業動機，堅持為病人服務的信念。
3. 有堅強的意志	護理服務對象的特殊性和職業生活的特殊性，都需要護理人員具有百折不撓的意志力、較高的的自覺性，堅持正確的行為準則，忠實地維護病人的利益。
4. 要改善自己的性格	(1) 性格反映了一個人的心理風格和行為習慣。 (2) 待人熱情誠懇、寬容豁達，工作一絲不苟、認真負責，有靈敏的思考、穩定的情緒、活潑開朗的個性、穩重冷靜的處事態度，是護理人員的性格特色。 (3) 改善自己的性格，不僅能給予病人溫馨和信任，且能產生良好的護理效應。
5. 護理人員素質的形成與提昇	(1) 是一個終生學習的過程，一個合格的護理人員要具備：札實的理論基礎、豐富的臨床經驗、熟練的操作技術、健康的身體和高尚的情操。 (2) 每個護理人員都要確認護理人員素質的內涵，在工作實務中不斷地加以改善與提昇，努力使自己成為一個素質優秀的護理人員。

✚ 知識補充站

心理的素質

1. 健康的心理是健康行為的內在驅動力。
2. 護理人員良好的心理素質表現應該以積極而有效的心理活動，平穩而正常的心理狀態去調適、而滿足護理工作的要求。

14-3 護理人員的禮儀行為規範（一）

　　禮儀是在人際交往中約定俗成的行為規範與準則，是對禮貌、禮節、儀表、儀式等的統稱。護理禮儀，是護理工作人員在做醫療護理和健康服務的過程中，所形成被大家公認和自覺該遵守的行為規範及準則。其中包括護理人員語言禮儀規範、護理人員儀容禮儀規範、護理人員服飾禮儀規範、護理人員舉止禮儀規範。

（一）護理人員的語言規範

　　古希臘之著名醫生希波克拉底曾說，醫生有兩種東西能夠治病，一是藥物，二是語言。誠懇、體貼、禮貌的語言，對於病人是一劑良藥。現代護理模式要求護理人員對病人執行全方位的整體性護理服務，護理人員可以針對不同病人的心理特點，透過言談予給病人啓發、開導、勸說和鼓勵，以系統化的解說解除病人的精神負擔和顧慮，增強病人抵抗疾病的信心，如此便是發揮了語言的治療功能。

1. 禮貌的語言表達：在臨床的實務中，語言交流是護理人員與病人做交往的最基本、最普通、最廣泛的一種方式，是護理人員與病人之間思想、情感相互溝通的橋樑。護理人員使用禮貌的語言是護理職業禮儀的最基本的要求，可以使護理工作更為順利進行，為病人增添戰勝疾病的信心和勇氣。

   (1) 語言要有禮貌：禮貌的語言是溝通的前提，是護理人員具有良好修養的具體表現。得體、謙和、有禮貌的語言，能使病人心平氣和，思想樂觀，信任護理人員，積極地配合治療。例如在工作中稱呼病人時，選擇合適、尊敬的稱呼，而不是以床號、編號來代替；在為病人做護理操作時，採用商量及徵詢的用語，而不是命令的語氣；對病人因為疾病折磨、疼痛而吵鬧不配合時，給予耐心的安慰和正面的誘導，而不是訓斥或頂撞。

   (2) 學會讚美：美國歷史上著名的總統林肯就曾坦言：「人人都需要讚美，你我都不例外。」可見渴望讚美是每一個人的心願。在現代的交往中，讚美已成為一門學問，能否掌握運用好這門學問，已經成為衡量個人修養的一項標準。所以在臨床護理工作中，掌握適當的機會，給予適當的讚美，可以展現護理人員的真誠，往往能使護理工作開展順利，得到病人的配合，而且還能收到「投桃報李」的效果，即同樣得到病人對護理人員的讚美。

   (3) 語言要精準：護理人員的語言在對病人關懷與同情的基礎上，要注意語言的標準化與系統性。在與病人交流時，切不可以主觀地臆斷、信口開河，為了使病人能夠準確無誤地瞭解醫務人員的意思，保證護患交流的順利進行，護理工作人員一定要做到言簡意賅、通俗易懂，遵循臨床醫學語言的準確性、解釋性、安慰性、暗示性和教育性等系統化原則。

   (4) 交談的方式靈活多樣化：針對談話的不同對象、不同問題，確定適當的談話方式能夠幫病人找出問題、解決問題，使病人從迷惑、疑慮等精神困擾中解脫出來。護理人員還可以根據病人的不同性格特點，靈活地篩選開放式的交談方式和封閉式的交談方式，要注意運用傾聽的技巧、適時適當的插話、詢問的技巧。

適當的談話內容

1. 選擇好交談的話題	(1) 在護理工作中，由於工作性質和特點的緣故，在選擇話題時要有所著重，具有相當程度的聚焦性。 (2) 例如與病人健康相關的話題、病人感興趣的話題、輕鬆愉快的話題，例如面色、神態、睡眠、飲食等。
2. 技巧性的開場白	(1) 有些年輕護理人員，特別是實習生，也想能與病人很好的交談，但是總苦於不知如何開啓話題。 (2) 因此，護理人員要注意累積一些談話經驗，掌握一些打開話題的技巧。 (3) 一些噓寒問暖的交談方式很容易與病人形成情感交流，使病人得到心理上的滿足和慰藉，縮短了彼此之間的距離。 (4) 例如在早晨查房時，可以詢問病人的睡眠情況，既打開了話題，也間接瞭解了病人的病情。 (5) 在為病人做護理操作時，可以囑咐病人「天冷，要注意保暖」。 (6) 在告知病人檢查的結果時，可以安慰病人病情已好轉等。 (7) 護理人員真誠的關心會讓病人感到溫暖和身心愉快，且會信任護理人員。
3. 細心地聆聽、巧妙地詢問	(1) 護理人員要擅長傾聽病人的講話，在傾聽過程中，要全神貫注，集中注意力聽講，同時要保持眼神的接觸。 (2) 適時的運用開放性的問題或封閉式的問題對病人詢問，但是不可以打斷病人的訴說。
4. 自然地糾正話題或結束談話	(1) 當感到病人的談話不得要領、偏離主題時，應委婉的轉變話題，而不要急於轉變，應順其自然，以免突然打斷病人引起病人的反感。 (2) 在需要結束談話時，應選擇在病人的談話告一段落時，勸告病人休息一會兒，以後再找機會細談。

＋ 知識補充站

適當的談話內容

1. 在與病人交談時，能否選擇恰當的話題，這是交談的技巧之一。
2. 有時，護理人員感到病人無話可講是因為難以找到合適的話題，往往會影響良好護患關係的建立。
3. 所以，護理人員在工作中，為了能更多地與病人交流溝通，要根據不同對象、不同環境和不同問題來選擇適當的談話內容與方法，爭取能與病人展開更多的交談，實現護患之間做進一步的溝通。

14-4 護理人員的禮儀行為規範（二）

（一）護理人員的語言規範（續）

2.符合要求的日常護理用語：

(1) 迎送用語：

(a) 在新病人住院時，護理人員應充分意識到這是建立良好護患關係的開始，面對病人對陌生環境的緊張不適，護理人員應表現熱情，表示尊重和歡迎，使病人有賓至如歸的感覺，主動地接過病人的用物，護送病人到病床邊，熱情地介紹病區設施佈局、制度及病友，使病人儘快消除陌生感。

(b) 在病人出院時，護理人員要護送病人出病區，跟病人道別，祝病人早日康復，常用送別用語「請多加休息」、「請按時服藥」、「請定期回診」等。

(2) 招呼用語：

(a) 病人的稱呼要有區別、有分寸，可以視年齡、性別、職業而選擇不同的稱呼，合適的稱呼讓病人感受到被尊重。

(b) 切記不可使用床號來代替。適時地使用「您」、「請」、「謝謝」等。

(3) 介紹用語：

(a) 在病人被送至病房時，首先由護理人員來接待。

(b) 護理人員應有禮貌地做自我介紹，例如「您好，我是您的專任護理人員，我姓李，您就叫我小李好了，有事請隨時找我。」、「請允許我爲您介紹……」。

(4) 電話用語：

電話用語代表了個人、家庭、科別、醫院的對外形象，在使用時應引起重視。在接打電話時，均應做到禮貌謙虛、稱呼得當、音質良好、語句清晰。打電話給對方時應做到有稱呼，接對方電話時應自報部門，例如「您好！這裡是 A 病房，請問您找誰？」。

(5) 感謝用語：

護理人員在獲得病人幫助時，得到病人配合時，感受到病人瞭解與善意時，受到病人讚美時使用感謝用語，例如「謝謝您的配合」、「感謝您對我們工作的支援」。

(6) 道歉用語：

在護理的過程中，當你的工作打擾或影響到了病人，不妨適恰當地使用一句道歉語，不僅能得到病人的瞭解、包涵與配合，也顯示了護理人員良好的修養。

(7) 徵詢用語：

詢問病人是否需要幫助或是否同意時使用，例如「您需要我幫忙嗎？」、「需要我幫您打開窗戶嗎？」。

護理人員的儀容規範

1. 表情流露親切	(1) 目光：(a) 眼睛是心靈之窗，目光是臉部表情的關鍵。(b) 在各種禮儀中，目光運用是否得當，直接影響表情，一雙眼睛能傳遞喜、怒、哀、樂等不同的情感，是其他舉止無法比擬的。(c) 護理人員在與病人交流時，目光要注視對方的雙眼，注視的時間不宜過長。(d) 在接待病人或家屬時可以運用正視，以表示尊重之意；在與對方交談時可以用平視，以示雙方的平等；在給病人護理操作時，可以使用俯視，以示愛護之意。 (2) 微笑：(a) 人最美的表情是什麼？微笑。自然真誠的微笑具有多方面的魅力，它雖然無聲，卻可以表達出高興、同意、贊許、同情等許多的資訊。(b) 護理人員的微笑會給病人帶來溫暖和生命的希望，進而增添戰勝疾病的勇氣。(c) 微笑會給人一種親切感，對病人來說微笑勝過千言萬語，可以相當程度地縮短護患之間的距離，消除病人的緊張感和陌生感。(d) 護理人員在微笑時不要牽動鼻子、不要發出聲音、不要露出牙齒，臉部的肌肉要放輕鬆，雙眉自然上揚，自然舒展，嘴角微微抿起，嘴唇呈現弧度，使人有如沐春風之感。
2. 注意衛生與修飾	(1) 勤洗臉、刷牙、洗澡、洗髮的衛生習慣，經常清除眼角、耳、鼻等處的分泌物。 (2) 不要留長指甲，禁止塗指甲油，不要塗抹過濃的香水。 (3) 在上班之前不應吃蔥、蒜、韭菜或腐乳、酒之類的食品。 (4) 護理人員可以適度地加以修飾，化淡妝以掩飾某些缺陷，且讓人覺得精神振奮，讓人感到充滿活力。
3. 注重整體的效應	護理人員潔淨的皮膚，端正的五官，優美的線條，精美的飾物，能增添幾分秀色，避免突出某一部分而破壞整體的和諧。
4. 注重外在美與內在美的整合	護理人員臉部儀容不僅要強調外在美，還要強調內在美，護理人員應注重提昇個人的內在素質。

保持手臂與腿部的整潔

1. 手臂	(1) 勤於洗滌和保護，對於在工作單位上的護理人員而言，洗手及護手的重要性更加明顯。 (2) 指甲要經常修剪，其長度不應長過手指指尖。在修剪指甲時，應同時清潔指甲溝附近的皮膚。
2. 腿部	(1) 在正式的場合可以穿長褲、裙子，但是不得穿短褲，或是過於暴露的超短裙。 (2) 腳部嚴禁裸露。 (3) 女士在穿裙子時，裙長應超過膝部，並應配以合適的襪子。 (4) 護理人員在工作中，著裙裝時切忌將其暴露於工作服之外，並配以肉色或淺色的長筒襪，無論是長襪還是短襪，均不能露在裙擺或褲腳之外。 (5) 護理人員應穿規定的工作鞋，要求做到清潔、舒適、方便、美觀。

14-5 **護理人員的禮儀行為規範（三）**

（三）護理人員的服飾禮儀規範

俗話說：「佛要金裝，人要衣裝」、「三分靠長相、七分靠打扮」。在很多的情況下，人們會不經意間地步入著衣的盲點，例如：在假日休閒時，仍然西裝革履；短大衣穿在長外套外面；男士襯衫下擺露出褲外；色彩鮮豔的短襪與深色西裝搭配；體胖者穿橫條紋的襯衫；穿破洞的絲襪。護理工作人員在工作時的衣著，不能夠影響自身的職業形象。因此，有必要學會服飾修飾的得體、和諧，符合職業的要求。

1. TPO 原則：所謂 TPO，是 Time、Place、Object 三個單字的縮寫字母。

   (1) T：代表時間，泛指早晚、季節、時代。服裝要符合時間的變化，做到「隨時更衣」；服裝要符合季節的變化以及潮流的變化。

   (2) P：代表地點、場合、位置、職位。服裝要隨著場合的不同而做出變化，做到「隨境更衣」。

   (3) O：代表目的、目標、對象。不同的場合、不同的角色，在著衣方面皆有所不同。

（四）護理人員的舉止規範

行為舉止是人類的一種無聲的語言，被稱為體態語言。優雅的舉止可以展現人類所獨有的形體之美，能給人留下深刻的印象。這些優雅的舉止是日常生活和工作中的修養所導致，因此要求每個人要調整、訓練自己的舉止，從最基本的站、坐、蹲、招手、握手、鞠躬、合理避讓等做起。

1. 站姿：也稱為立姿、站相。是人在站立時所呈現的姿態，是一種靜態的姿勢。優美的站姿是培養其他動態美的基礎和起點，能顯示出個人的自信。

   (1) 基本的站姿：

     (a) 站立有相：在站立時，身體與地面垂直，重心上提，頭正頸直，兩肩平齊，外展放鬆，雙目平視，挺胸收腹，立腰提臀，兩臂自然下垂或輕握手於下腹部（右手上，左手下），兩腿相靠站直，肌肉略有收縮感，兩腳尖張開呈現「V」型或「丁」型。護理人員切忌扶肩搭背、身體晃動、手插腰際，或隨便依靠病床、牆壁等。

     (b) 落座有姿：在落座時，護理人員應單手或雙手撫平護理人員服的裙擺，輕輕落座於椅前的前 1/2~2/3 面積之上，上身應端正，雙膝併攏，小腿略微後收或小交叉，兩手輕捏，放於腹部或腿上。護理人員在工作中要注意表現出服務的精神，不應隨意就座，或流露出倦怠、疲勞、懶散的情緒或姿態。

     (c) 行走有態：護理人員以站立姿態為基礎，腳尖朝向正前方，收腹挺胸，兩眼平視，雙肩平穩或略微外展，兩臂自然擺動或持物在胸前，步履輕捷，彈足有力，柔步無聲，充滿活力。

     (d) 舉手有禮：護理人員在工作中，應舉止有度，舉止有禮，以個人的「禮」來影響他人，以他人的「禮」來重塑自己。為病人創造一個和諧的環境。

護理工作中的著衣原則

在工作單位上應穿著護士服	1. 護理人員上班必須穿著護士服，這是本行業工作的基本要求。 2. 護理人員身著醒目的護士服，不僅是對護理對象的尊重，而且便於服務對象辨認，同時也使護理人員有一種職業的自豪感、責任感和可信度，是敬業、樂業精神在服裝上的表現。
護理人員身著護士服裝時應佩戴工作牌	在工作牌上應標明其姓名、職稱、職務，這可以使護理人員更積極、主動地為病人服務，認真地約束自己的言行，同時便於服務對象辨認、詢問、監督。
護士的服裝要整齊與清潔	護士服裝應清潔、整齊、平整、無皺、無污漬、血跡，衣扣要扣齊，長短適宜，袖長至腕部為宜，腰部款式適宜，腰帶平整，內衣領邊、袖邊、裙邊不宜露在護士服之外，給人以整潔、乾淨、俐落、明亮、整體美的感覺。

護理工作中的著衣要求

1. 護士帽：護士帽分為燕帽和筒帽兩種。	(1) 燕帽象徵護理人員職業的聖潔。 (2) 燕帽要整潔無瑕，要輕巧的扣在頭頂，兩邊微翹，前後適宜，戴正戴穩，距前髮際 4-5 公分（cm）處，髮卡固定於帽子之後，以低頭或仰頭時不脫落為度。 (3) 髮夾不顯露於帽的正面。 (4) 戴帽前將頭髮梳理整齊，以前面的流海不垂落而遮擋視線，後髮之長不及衣領、側不掩耳為宜。 (5) 筒帽在做無菌技術操作及保護性隔離等工作時使用。 (6) 在戴筒帽時，頭髮應全部放在筒帽內，縫線在後，邊緣整齊，帽沿之前不遮眉，後不露髮際。
2. 護士服 是藝術的創造，具有較強的感染力。	(1) 護士服多數是連衣裙式，給人純潔、活潑、輕盈、勤快的感覺。 (2) 護士服以白色為主，也可以根據不同科別的特色，選擇不同的色彩和樣式。 (3) 例如兒科的護理人員常穿粉紅色的護士服；手術室的護理人員經常穿墨綠色的護士服；急診室常穿橄欖綠色護理人員服，胸前和衣袖配戴急救的標誌。
3. 護士鞋、護士襪	(1) 以白色或乳白色平底鞋或能夠防滑的護士鞋為宜。 (2) 護士襪以肉色或淺色為佳。

14-6 護理人員的外在形象塑造（一）

1. 護理人員的形象是指護理人員全部內涵的整體形象。內在美與外在美的有效整合，能表現出護理人員的美麗天使形象。
2. 內在美是人的本質、精神層面的美，外在美是藉以顯示人的本質和精神所外露的形象及儀表美，內在美和外在美是美的內容與型式的整合，這正如我們的職業靈魂，守護生命，恢復健康。
3. 護理人員職業形象的塑造需要一個長期的過程，只要持續做職業素質教育，提昇能力，保持活力，做到內塑品質，外塑形象，涵蓋了內心美好情感的外在美，才能真正地傳遞天然的美感。

（一）站姿

　站立，是人在站立時所呈現的姿態，是一種靜態的姿勢。

　人們經常形容女子站姿的優美為「亭亭玉立」，男子的站姿優美為「挺立如松」，可見正確的站姿可以為他人留下端莊大方、精力充沛的美好印象。

1. 站姿的基本要求：頭正頸直，兩眼平視前方，嘴唇輕閉，下頷微收，雙肩要平，微向後張，挺胸收腹夾臀，上體自然挺拔，兩臂自然下垂，手指併攏，自然微屈，中指壓指縫，兩腿挺直，膝蓋相碰，腳跟併攏。
2. 站姿的訓練方法
   (1) 靠牆訓練：背靠牆站立，使枕部、肩胛骨、臀部、小腿、足跟緊貼牆面，全身肌肉繃緊。
   (2) 背靠背訓練：兩人一組，背靠背站立，使雙方的枕部、肩胛骨、臀部、小腿、足跟相貼，並在兩人的肩部、小腿等處靠近放一張卡片，不能讓卡片掉下來。
   (3) 頂著書訓練：頸部自然挺直，下頷內收，目光平視，面帶微笑，將書本放在頭頂，頭、軀體自然會保持平穩。
   (4) 提踵訓練：尋找高低相差 10 公分左右的臺階，腳掌站在高處，腳跟懸空，全身肌肉繃緊，保持站立姿勢，身體挺拔向上，做上下顫動練習，或挺體提臀，靜止不動，來練習平衡感。

（二）坐姿

　優美的坐姿讓人感覺舒適安詳，但是絕不是懶洋洋的模樣。美的坐姿應給人端莊穩重之感，這就是「坐如鐘」的感覺了。

　坐姿的基本要求：上身挺直，下頷微收，頸項挺直，胸部挺起，兩肩放鬆，上身與大腿、大腿與小腿均成一直角，雙腿併攏，腳跟靠緊，只坐椅子的 1/2-2/3，雙手相疊自然的放在大腿上。

儀態的訓練步驟

走到座位前面，分成兩個步驟來完成坐姿訓練。

1. 就座前的動作訓練	(1) 第一步背對鏡子練習，就座時走到座位前再轉身，然後右腳向後退半步，輕穩地就座，儘量使動作輕盈，從容自如。 (2) 第二步，面對鏡子練習，站在座位左側，先將左腿向前邁出一步，右腿跟上向右側邁一步到座位之前，左腿靠上右腿，然後右腳後退半步，輕穩入座。
2. 坐姿的訓練	(1) 女士在就座之後，保持上半身直立，右腿併左腿成端坐，雙手虎口處交叉，右手在上，輕放在一側的大腿上，練習正襟危坐式、雙腿斜放式、前伸後屈式等。 (2) 男士按照基本的坐姿訓練，練習兩腿開合動作。 (3) 同時配合臉部的表情。
3. 離座的訓練	在離座起立時，右腿先向後退半步，然後上半身直立站起，收右腿，從左側還原到入座前的位置。
4. 動作訓練變換要輕、快、穩、端莊大方，舒適自然。	可以配放音樂，增加訓練的氛圍，減少動作單調對情緒的影響。

坐姿的訓練

1. 在端坐時間較長而感覺疲勞時可以變換為側坐。

2. 兩腳不要呈現內八字，即腳尖朝內，腳跟朝外，這種坐姿很庸俗，顯得不雅。

3. 不論採用何種坐姿都切忌兩膝分開，兩腳呈現八字形，對女性尤為不雅。

4. 忌諱在椅子上前俯後仰或把腿架在沙發扶手上等等的動作，會顯得極不雅觀。

5. 與別人交談時勿將上身前傾或用手托住下巴。

6. 在入座時要嫻雅，用手從身後將裙子向前捋平。

7. 在起立時要端莊穩重，不可以猛起猛坐，弄出聲響，更不要弄翻桌上物具，以免尷尬。，

14-7 護理人員的外在形象塑造（二）

（三）行姿的訓練

亦稱爲走姿，是人在行走的過程中所形成的姿勢。它始終處於動態之中，呈現人的動態美與精神美。就整體上而言，行姿屬於人的全身性活動，其重點在行進的腳步上。因此，行姿也稱爲步態。對行姿的整體要求是：輕鬆、矯健、優美、速度均勻，做到不慌不忙，穩健大方。

1.行姿的要求：上半身保持站立的基本姿勢，挺胸收腹，腰背正直；兩臂以身體爲中心，前後自然擺動。前擺大約 35 度，後擺大約 15 度左右，手掌朝向體內；起步時身子稍向前傾，重心落前腳掌，膝蓋伸直；腳尖向正前方伸出，在行走時雙腳踩在同一條線上。

2.行姿的訓練要求：
   (1) 練習腰腿的力量。雙手固定腰部，正步出腳，腳背繃直，踮腳行走。
   (2) 練習頸背挺直。頭頂書本，按照上述的要求，但是不踮腳行走。
   (3) 修正腳步。兩腳內緣的落點力求在同一條直線上。
   (4) 訓練全身協調運動，輕步行走，達到步伐輕柔且無聲。
   (5) 在病房之中，要求醫護人員的步伐輕盈敏捷，悄然無聲，以免影響病人的休息。

（四）蹲姿的訓練

下蹲的姿勢即爲蹲姿。在公共場所拿取低處物品或拾起落在地上的東西時，需要下蹲和屈膝，避免彎上半身和翹起臀部，尤其是女性在穿裙子時，避免出現不雅觀的尷尬。

1.蹲姿的要求：適當的蹲姿要表現出舒緩、得體、從容，給人以穩重、大方的感覺。在公共場所下蹲有下列幾點禁忌：
   (1) 面對他人，這樣會使他人有所不便；
   (2) 背對他人，這樣會對他人不夠尊重；
   (3) 雙腿平行叉開，在他人面前顯得不夠文雅。
2.蹲姿的訓練方法：一是單膝點地式，即下蹲後一腿彎曲，另一腿跪著；二是雙腿高低式，即下蹲後雙腿一高一低，互爲依靠。

小博士解說

某醫院，一位女護理師沒有化淡妝就去上班，被醫院罰款。這名女護理師寫了一封投訴信給報社說：「要不要化淡妝是我個人的私事」。但醫院發言人說：「看到護理人員美麗的臉蛋，患者心情會比較開朗。」

您對上列事件有何看法，請說一說你的觀點。

其他的姿態訓練

手持治療盤 ➡	1. 在端坐時間較長而感覺疲勞時可以變換為側坐。
	2. 取放、行進要平穩。
	3. 在開門時不能用腳來踢門，應該用肩部將門輕輕地推開。
手持醫療檔案 ➡	1. 在站姿或行姿的基礎上，使用手掌握住病歷夾邊緣中部，放在前臂內側，持物手臂靠近腰部。
	2. 或左手握病歷夾右緣上半段，夾在肘關節與腰部之間，病歷前緣略為上翹，右手自然下垂或擺動。
推移治療車 ➡	1. 護理人員位於車子的後面，雙手扶把，穩定方向，雙臂均勻用力，重心集中於前臂，抬頭，挺胸直背，軀幹略微向前傾，行進、停放平穩。
	2. 在入室之前需要停車，用手輕推開門之後，才能推車入室，不可用車子來撞門，在入室之後應先關門，再推車至床旁。

➕ 知識補充站

傾聽的技巧

　　傾聽即側耳而聽。在傾聽過程中，護理人員的姿勢是稍為向病人傾斜，切忌使病人處於仰視位；要注意傾聽病人講話的聲音、音調、流暢程度及所選用的詞句；注意病人臉部表情、身體的姿勢及動作，儘量瞭解他想表達的內在含義；保持眼神的交流，避免分散的動作；不要打斷對方的談話或隨意地轉換話題，不要隨意地評論對方所談的內容，可以輕聲地說「嗯」、「是」或點頭，表示你接受對方所述內容，並希望他繼續說下去；要能使用表達資訊的舉動。

　　一個有效的傾聽者應做到：(1) 準備花時間來聽；(2) 學習如何在溝通的過程中集中注意力；(3) 不要隨意地打斷對方的談話；(4) 不要急於作出判斷；(5) 要注意非語言性的溝通行為；(6) 要仔細地體會病人言語所隱含的「弦外之音」。

第 15 章
文化與護理

本章核心概念

　　本章的核心概念為護理人員的文化與文化衝擊、萊寧格的跨文化護理理論及文化與護理的關係。

本章學習目標

1. 掌握護理人員在滿足服務對象之文化需求中的功能；協助服務對象融入醫院的文化環境；提供適合服務對象文化環境的護理。
2. 熟悉萊寧格的跨文化護理理論；文化背景對護理的影響；文化衝擊。
3. 掌握文化的特徵及文化衝擊的過程。
4. 掌握跨文化理論的理論架構。
5. 熟悉文化背景對護理的影響。
6. 掌握跨文化護理的執行策略。

15-1　文化概論（一）

15-2　文化概論（二）

15-3　萊寧格的跨文化護理理論（一）

15-4　萊寧格的跨文化護理理論（二）

15-1 文化概論（一）

（一）文化

　　文化是在某一個特定族群或社會的生活中形成，並為其成員所共有的生存方式的總和，包括價值觀、語言、知識、信仰、藝術、法律、風俗習慣、風尚、生活態度和行為準則，以及相關的物質表現型式。

（二）文化的概念

1. 觀乎天文以觀時變；觀乎人文，以化成天下（「周易」）。
2. 凡武之興，為不服也，文化不改，然後加誅（劉向「說苑：指武」）。
3. 文化內輯，武功外悠（晉人束皙）。
4. 聖人觀察人文，則詩書禮樂之謂（孔穎達）。
5. 自身而至於家國天下，制之為度數，發之為音容，莫非文也（顧炎武「日知錄」）。
6. 人類為使土地肥沃，種植樹木和栽培植物所採取的耕耘及改良措施（1690，菲雷蒂爾「通用詞典」）。

（三）文化論

1. 方式論：文化是一種民族的生活方式，是一種並非由遺傳而得來的生活方式。
2. 流程論：即認為是人類學習和製造工具，特別是製造定型工具的流程。
3. 合成論：即認為文化是社會的一個成員所獲得的包括知識、信仰、藝術、音樂、風俗、法律以及其他種種能力的合成。

（四）文化的現象

1. 物質文化：物質的形態。
2. 精神文化：是指理論、觀念、心理以及與之相關聯的科學、宗教、法律、道德等。
3. 方式文化：生產方式、組織方式、生存方式、生活方式、行為方式、思想方式、社會遺傳方式等七個層面。

（五）主流文化與次文化

1. 主流文化：是統治階級所宣導的文化，代表了社會的主流發展方向。
2. 次文化：一個社會的某一個族群形成一種既包括主流文化的某些特徵，又包括一些其他族群所不具備的文化要素的生活方式時，所形成的族群文化。

（六）文化的模式

　　文化的模式是一個社會所有文化內容組合在一起的特殊型式和結構，此種型式往往表現了一種社會文化的特殊性。

文化

| 華人為擁有五千年的古國文化 | ➡ | 是指華人在整個歷史過程中所創造出來的。 |

| 他這個人真有文化 | ➡ | 是指某個人因為豐富的學識所透射出來的某種卓然不群的文化品味 。 |

| 文化創意經濟已經成為財富的主潮之一 | ➡ | 是指在市場化的環境下，由文化創意商品和服務的生產、分配、交換及消費所構成的商品活動的整體。 |

文化的模式　　　　　　　　　主流文化與次主流文化的關係

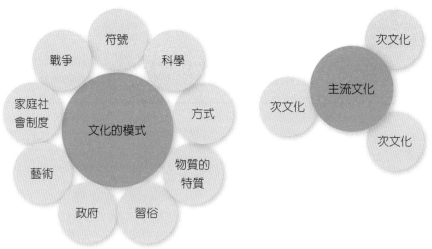

文化的概念

	廣義	狹義
社會學的定義	是指人類創造的一切物質產品和精神產品的總和。	專指語言、文學、藝術及一切意識形態在內的精神性產品。
哲學的定義	總共包括人類的物質生產和精神生產的能力、物質的及精神的全部產品。	是指精神生產能力和精神產品，包括一切社會意識形態，有時又專指教育、科學等方面的知識和設施。

15-2 文化概論（二）

（七）文化的特徵

1. 超自然性：(1) 文化即為人化；(2) 文化是人類在社會實務中所獲得的能力和創造的成果；(3) 文化只與人和人的活動有關，包括人類所創造的一切物質和非物質的財富。
2. 超個人性：(1) 文化是對一個團體或一類人的描述，它所呈現的是人的團體本質、團體現象或類別的本質與類別的現象；(2) 一個社會的人在共同生活中創造出來並共同遵守和使用的才成為這個社會的文化。
3. 地域性與超地域性：(1) 文化在初期，具有明顯的地域特徵；(2) 在諸多地域的共同性文化或全人類性的文化，即文化所具有的人類性；(3) 文化由地域文化進展到超地域文化。
4. 時代性與超時代性：(1) 文化具有明顯的時代特徵；(2) 包括原始文化、中世紀文化、現代文化等；(3) 在同一個民族文化中，各個時代文化共同的東西可以看作是超越時代特徵的文化，即民族的永恆性文化。
5. 象徵性：(1) 文化的象徵性是指文化現象總是具有廣泛的意義，其意義一般會超出文化現象所直接指向的狹小範圍；(2) 人的社會化過程之中一個很大的部分就是學習文化象徵性的過程。
6. 傳遞性：(1) 文化的傳遞性是指文化一經過產生之後就會被世人所模仿及利用；(2) 垂直傳遞：將文化一代一代地傳遞下去；(3) 水平傳遞：在不同的地域、民族之間的傳播。

（八）文化的分類

1. 根據文化現象的不同特性分為硬文化和軟性文化。
2. 根據文化的固有性質及其與社會的關係不同分為專業文化和社會文化。
3. 根據文化的功能屬性分為器物文化、制度文化、資訊文化和人本文化。

（九）文化的功能

1. 文化是社會或民族區分的指標。
2. 文化使社會有了系統的行為規範。
3. 文化使社會團結有了重要的基礎。
4. 文化塑造了社會的人

（十）文化衝擊的概念

又稱為文化震撼或文化震驚。特別是指生活在某一種文化環境中的人，初次進入到另一種不熟悉的文化環境時，由於態度與信仰的差異而出現的危機與陌生感，因為失去自己熟悉的所有社會交流的符號與方式所產生的思想混亂及心理上的精神緊張症候群（Kalvero O，1958）。

（十一）文化衝擊的預防

1. 預先瞭解新環境的基本情況。
2. 針對新文化的環境做模擬訓練。
3. 主動接觸新文化環境中的文化模式。
4. 尋找有力的支援系統。

文化衝擊經歷的四個階段

1. 蜜月階段（Honeymoon phase）

2. 沮喪階段（Anxiety phase）

3. 恢復調整階段（Regression and adjustment phase）

4. 適應階段（Acceptance and Adaptation phase）

文化衝擊的原因

溝通

語言溝通　非語言溝通

機械性的差異
（Mechanical Difference）

習慣（Customs）

疏離感（Isolation）

態度與信念（Attitudes and Beliefs）

影響文化衝擊的因素

個人的健康狀況

年齡

以往因應生活改變的經歷

因應的類型

＋ 知識補充站
文化衝擊的表現
文化衝擊的表現包括焦慮、恐懼、沮喪、絕望。

15-3 萊寧格的跨文化護理理論（一）

（一）萊寧格的跨文化護理理論的發展背景

1. 馬德琳・萊寧格是跨文化護理理論的創始人。
2. 出生於 Sutton Nebraska。
3. 在 1950 年代中期開始從事跨文化的護理研究。
4. 在 1960 年代早期，她獨自一人居住在尼加拉瓜東部高原近兩年，對當地的原著民 Gadsup 做跨文化護理的研究。
5. 萊寧格是獲得人類學博士學位的第一位專業護理人員。
6. 在 1970 年代，萊寧格開辦了第一個跨文化護理的大學部和研究所的課程。
7. 在 1974 年創立跨文化護理協會。
8. 創辦「跨文化護理雜誌」。
9. 出版編輯多部專著。
10. 為美國國家人類學研究院院士、美國國家護理研究院院士，獲得傑出的護理領導人獎。

（二）跨文化護理理論的主要概念

跨文化護理是護理人員按照不同服務對象的世界觀、價值觀，不同民族的宗教、信仰、生活習慣等，採取不同的護理方式，來滿足不同文化背景下的健康需求。

1. 文化關懷是人類生存的必要條件：文化照護是人的一種天性，是人類文明社會形成、生存、發展壯大的基礎及必備條件。(1) 關懷（Care or Caring）：是與幫助、支持或促進服務對象的健康狀況（是指對已經喪失某種能力的人，做促進恢復或加強能力的幫助）和改善生活方式需求有關的指導性行為。這些行為是為改善和促進另一個個人（或團體）的健康狀況或生活方式的一些需求。(2) 文化關懷（Culture care）：使用一些已被理智地認識的道德價值觀、信念和已經定型的表達方式，來提供幫助、支持或使另一個個人（團體）維持健康、改善生活方式或面對死亡和殘疾。

2. 世界上不同文化的民族皆具有文化關懷的通性和特性：(1) 文化關懷的多樣性（Culture care diversity）是由人們在對待健康、處境和生活方式的改善，或面對死亡的文化中所衍生的一些對照護的各種不同意義、價值、型態和指標。(2) 文化關懷的共通性（culture care universality）是由人們在對待健康、處境和生活方式的改善，或面對死亡的文化中所衍生的一些對照護之共同的、相類似的或一致的關懷方式、意義、價值、型態和指標。

3. 文化關懷分為一般性關懷和專業性關懷：(1) 一般性關懷（Common caring）是人類一種天性的實際表現，它存在於日常生活之中。(2) 專業性關懷（Professional caring）是一種有目的、有意義的專業活動，是一種工作而不是一種屬性。專業性照護是那些協助性、支援性、關心性的專業行為，以滿足服務對象的需求，進而改善人類的生存條件或生活條件，以利於人類社會的生存及發展。

4. 跨文化護理（Trans-cultural nursing）：運用文化環境和文化來影響服務對象的心理，使其能處於一種良好的心理狀態，以利於疾病的康復。根據服務對象的社會環境和文化背景來瞭解其生活方式、信仰、道德、價值觀和價值導向，以提供多重層級、多重系統、高水準和全方位的護理。

跨文化護理理論的主要概念

文化關懷是人類生存的必要條件（關懷與文化關懷） ➡️	文化照顧是人的一種天性，是人類文明社會形成、生存、發展壯大的基礎及必要條件。 目標為個人、家庭和團體的健康提供與文化相應的護理照護。
文化關懷的多樣性與普遍性 ➡️	世界上不同文化的民族具有文化關懷的通性和特性。
文化關懷 ➡️	1. 一般性關懷 2. 專業性關懷
跨文化護理的目標 ➡️	為個人、家庭和族群的健康提供與文化相關的護理照顧。

萊寧格的「日出模式」

萊寧格的「日出模式」包含 4 個層級 ➡️	1. 世界觀、文化和社會結構層級 2. 服務對象層級 3. 健康系統層級 4. 護理決策和行為層級

＋ 知識補充站

　　文化關懷的多樣性：是指文化內部或不同文化之間、某團體內部或團體之間、個人之間在關懷的信念、含義、模式、價值觀、特殊表現和生活方式等方面的差異性，進而衍生出不同的關懷詢問、價值、形態和指標。

15-4萊寧格的跨文化護理理論（二）

（三）對護理學基本概念的認識

1. 人：(1) 每個人都有照顧的天性，能隨時考量他人的需求、幸福和生存。(2) 人類的照顧普遍存在，能夠根據不同的文化、需求和場，所以不同的方式提供跨文化照護。(3) 人生活在相當程度的文化時空之中，其所提供一般關懷的方式因文化背景而異。

2. 健康：(1) 健康是指個人或團體按照特定的文化方式來做日常活動，並處於動態穩定的一種狀態。(2) 健康既是各種文化之中共同的狀態，又必須在每一種文化之中形成、詮釋、評估和實行，最後能夠反映該文化的信念、價值觀和實行的方式。

3. 環境：(1) 文化與環境不可分割。(2) 社會結構：某一個特定文化（或社會）的構成因素。(3) 環境的內容：在特定物理、生態、社會政治和文化場所，對人類的表達和社會互動賦予意義的所有事件、情景和經歷的總和。

4. 護理：(1) 護理是與文化息息相關的專業，是充滿人道性、科學性的專業與學科。(2) 基本任務：研究人類照護現象和提供與文化一致的護理照護，進而幫助、支持、促進和促使護理服務對象重獲、維持具有文化意義的健康，以及面對疾病、殘疾和死亡。

（四）跨文化護理與護理程序

1. 評估：(1) 評估世界觀和文化及社會結構層級。(2) 評估服務對象的價值觀、信仰和行為。

2. 護理診斷：鑒別和確認跨文化護理中的通性及差異，做出診斷。

3. 護理計畫和執行：(1) 在護理關懷決策和行為層級做出計畫和執行。(2) 護理措施包括文化關懷保存或維持、文化關懷調適和文化關懷重建。

4. 評價：系統性評價，以確認提供與文化相適應的護理關懷

（五）文化背景對護理的影響

1. 文化背景影響疾病發生的原因：(1) 文化中的價值觀念、態度或生活方式，可以直接或間接地影響某些疾病的發生。(2) 由於社會、歷史、交通、自然條件等因素的限制，不同地區之經濟、科技、醫藥等發展水準的不同，也使得疾病的發生原因不同。

2. 文化背景影響疾病的臨床表現。

3. 文化背景影響服務對象對疾病的反應：(1) 性別的影響：不同性別的病人對疾病的反應不相同。(2) 教育程度：教育程度也會影響病人對疾病的反應。

4. 文化背景影響病人的就醫方式：(1) 宗教的觀念：宗教的觀念會影響人們的就醫行為。(2) 經濟條件：病人的經濟條件會影響病人的就醫方式。

5. 文化背景影響死亡的現象：(1) 華人傳統的死亡心態文化：包括死亡心理文化和死亡意識文化。(2) 華人傳統的死亡行為文化。

護理人員在滿足服務對象的文化需求中的功能

綜合管理者　　教育諮詢者　　健康促進者

心理疏導者　　整體協調者

萊寧格的跨文化護理理論

文化照顧保存與維護 （cultural care preservation / maintenance）	是指運用幫助性、支援性、促能性的專業行動與決策，協助特定文化的服務對象保存或維護有益的照顧價值觀以便恢復健康、維持健康、促進健康和面對殘疾、疾病與死亡。
文化照顧調整／協商 （cultural care accommodation / negotiation）	是指運用幫助性、支援性、促能性的專業行動與決策，幫助特定文化的服務對象適應於一種專業照顧提供者認為更為有益、更為滿意的照顧方式和健康結果，或與他人協商一種專業照顧提供者認為更為有益、更為滿意的照顧方式和健康結果。
文化照顧重建／再定型 （cultural care restructuring / repatterning）	是指運用協助性、支援性、促能性的專業行動與決策，幫助特定文化的服務對象改變其照顧模式和生活方式為具有文化意義的、令人滿意的、有益健康的新照顧模式和生活方式。

有效整合護患文化環境

1. 幫助服務對象儘快熟悉醫院環境
2. 儘量減少使用醫學術語
3. 掌握文化護理的技巧 　　(1) 建立良好的護患關係 　　(2) 瞭解服務對象的行為

＋ 知識補充站

提供適合服務對象文化環境的護理

1. 瞭解服務對象的求醫行為
2. 確認服務對象對疾病的反應
3. 尊重服務對象的風俗習慣
4. 尋找支援的系統
5. 注意價值觀念的差異
6. 重視服務對象的心理體驗和感受

健康的層級

1. 文化關懷與健康層級	(1) 個人；(2) 家庭；(3) 團體；(4) 社會機構。
2. 健康系統層級	(1) 一般關懷系統；(2) 專業關懷系統；(3) 護理系統；(4) 護理照顧決策與行動層級。
3. 照顧決策與行動層級	

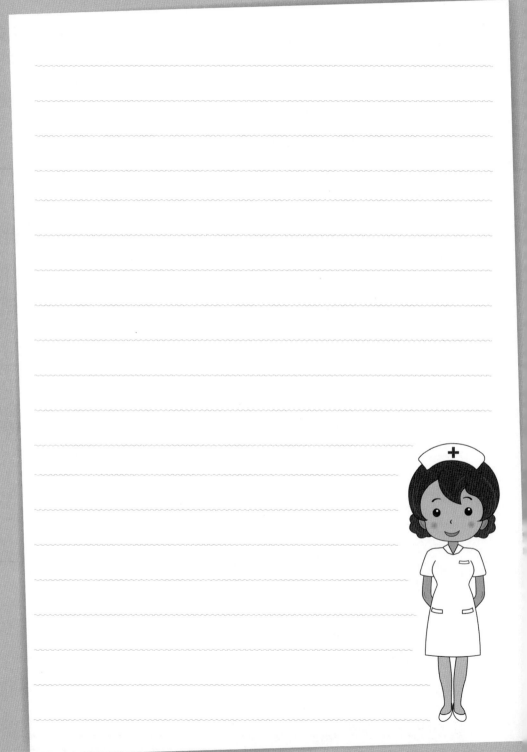

第 16 章
常用的護理學理論及相關理論

本章核心概念

本章的重點為奧瑞姆的自我護理理論，羅伊的適應模式，紐曼的健康系統模式。

1. 詳細講解奧瑞姆的自我護理理論，羅伊的自我護理理論，紐曼的健康系統模式。
2. 重點講解護理理論，其他的護理理論。
3. 一般性介紹理念，護理理念，理論概論。

本章學習目標

1. 掌握奧瑞姆的自我護理理論、羅伊的適應模式、紐曼的健康系統模式之基本內容及在護理實務中的應用。
2. 熟悉華森關懷科學模式、金的達標理論的基本內容。
3. 瞭解奧瑞姆、羅伊、紐曼簡介及其理論的發展背景。
4. 掌握護理理論概念。
5. 能夠概述自我護理理論的基本內容，運用自我護理理論指導護理實務。
6. 瞭解 Neuman 的健康系統模式的主要內容及對護理學四個概念的認知。
7. 瞭解 Roy 適應模式的主要內容及對護理學四個概念的認識。

16-1 奧倫的自我護理理論（一）

16-2 奧倫的自我護理理論（二）

16-3 奧倫的自我護理理論（三）

16-4 羅伊的適應模式與紐曼的健康護理系統模式

16-5 健康護理系統模式及其實的模式

16-1 奧倫的自我護理理論（一）

　　常用的護理理論包括奧倫（Orem）的自我護理理論、羅伊（Roy）的適應摸式、紐曼（Neuman）的健康系統模式、華森（Watson）的關懷科學模式、金（King）的達標理論。

（一）奧倫的自我護理理論（Orem self-care model）

1. 自我護理理論的創始人為美國當代著名護理理論學家桃樂絲・奧倫（Dorothea.E. Orem）。
2. 作者簡介：自我護理模式（Self-care Nursing Model）是由美國著名護理理論家奧瑞倫（Orem）於 1971 年在「護理：實踐的概念」（Nursing: concepts of Practice）一書中所提出的，此書於 1980、1985 和 1991 年又再版了三次。
   - (1) 她不斷地思考三個問題：(a) 什麼是護理？（護理人員在做什麼？護理人員應當做什麼？）；(b) 人們為什麼需要護理？；(c) 護理人員的工作成效是什麼？（Nursing：Concepts of Practice（1971）
   - (2) 經過不斷地思考使瑞倫認識到：人們若在無法照顧自己時則需要護理。
   - (3) 正是由於此一思想、促使瑞倫發展了自我護理模式。

（二）自我護理理論的內容

　　三個相關理論為自我護理理論架構、自理缺陷架構、護理系統架構。

1. 自我護理的架構：(1) 自我護理：是個人為維持自身的架構完整、功能正常及生長發育所採取的一系列活動。(2) 自我護理能力：是個人的自我照顧和自我護理活動的能力。(3) 自我護理的主軸：是指能完成自我護理活動的人。
2. 自我護理的總需求：瑞倫在此一架構中著重闡述了什麼是自我護理（What），以及人存在的自我護理需求。(1) 一般性的自我護理需求：也稱為日常生活需求，是個人為了滿足生存的基本、需求所做的一系列活動。(2) 發展性的自我護理需求：在生命發展過程之中各個階段特定的自我護理需求，以及在某種特殊情況下所出現的新需求。(3) 在健康不佳時的自我護理需求：是指個人生病、遭受創傷及特殊病理變化，或在診斷治療過程之中所產生的需求。(4) 治療性的自我護理需求：是個人運用正確而有效的途徑以滿足自己個人目前正面臨的、發展及功能的需求。(5) 自我護理的缺陷架構：這是奧倫理論的關鍵部分，闡述了個人什麼時候需要護理。
3. 護理系統架構：護理系統架構包括全部補償護理系統、部分補償護理系統、支援 - 教育系統。

（三）自我護理理論與護理的四個主要概念

1. 人：是一個具有生理、心理、社會及不同自理能力的整體。
2. 健康：良好的生理、心理、人際關係和社會適應是人體健康不可或缺的一部分。
3. 環境：存在人的周圍並影響人的自理能力的所有因素。
4. 護理：是預防自理缺陷發展並為有自理缺陷者提供治療性自理的活動，是一種服務，一種助人的方式。

自我護理理論與護理的四個主要概念

人	(1) 護理的對象主要是病人及潛在的、可能患病的人。
	(2) 人是由身體、心理、社會等曾面所組成的整體。
	(3) 人具有自理的能力，此種能力並不是天性，而是通過學習經驗得到的。
環境	(1) 人以外影響人的自理能力的所有因素。
	(2) 人與環境組成統一的系統，人會利用不同的技巧去控制或改變環境，以滿足自己的需要或適應環境。
健康	(1) Orem 使用了 WHO 對健康的定義，即健康是一種身體、心理、精神與社會文化的完美狀態。
	(2) 健康就是一種最大程度的自理。
護理	(1) 護理是一種科學、藝術與技能的跨學門的學科，是預防及治療人的自理缺陷的活動。
	(2) 護理是一種服務，一種助人方式。
	(3) 護理的重點是幫助人獲得自理的能力。

自我護理理論的基本架構

六個核心概念	(1) 自我護理
	(2) 自我護理的能力
	(3) 治療性自我護理的需求
	(4) 自我護理的缺陷
	(5) 護理的力量
	(6) 護理系統
八個基本條件的因素	(1) 年齡
	(2) 性別
	(3) 生長發育的階段
	(4) 健康的狀況
	(5) 社會文化背景
	(6) 健康服務系統
	(7) 家庭系統
	(8) 生活方式與行為習慣
	(9) 環境的因素
	(10) 資源及利用的情況

自我護理論所解決的問題

自我護理理論的基本架構

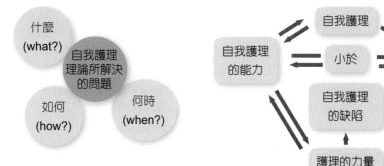

＋ 知識補充站

1. 奧倫的護理程序：奧瑞姆認為，護理程序是描述護理人員專業技術活動、計畫及評估活動的術語，護理程序分為三個步驟：第一步：診斷與處治（nursing diagnosis and prescription），第二步：設計與計畫（desings for regulatory operation），第三步執行與評估（production and management of nursing system）。
2. 常用的護理理論：Orem（自我護理理論）、Roy（適應模式）、Neuman（健康系統模式）、Watson（關懷科學模式）、King（達標理論）。

16-2 奧倫的自我護理理論（二）

（四）自我護理理論與護理實務的關係
1. 評估病人的自理能力和自理的需求。
2. 設計適當的護理系統。
3. 執行護理措施來評價護理效果。

（五）自我護理理論的主要內容
　　自我護理理論主要聚焦於護理的目標，即最大程度地維持及促進服務對象的自我護理而組織，其中包括下列三個相關性理論結構：1. 自我護理的理論（Theory of self-care），什麼（What ？）；2. 自我護理的缺陷理論（Theory of self-care deficit），何時（When ？）；3. 護理系統理論（Theory of nursing systems），如何（How ？）

（六）自我護理理論的理論架構
1. 說明什麼是自我護理。　　　　　　2. 每個人都有自我護理的需求。
3. 人是一個有自我護理能力的自護體。

（七）自我護理的理論架構
1. 自我護理（self-care）:(1) 為了維持生命、健康和幸福所採取的自發性調節活動;(2) 自我護理是人類的本能;(3) 人具有自我護理的能力，但是並不是先天的，是透過學習經驗而得到的;(4) 受到年齡、生活經歷、社會文化背景、健康經濟狀況的影響;(5) 絕大多數人皆能夠做自我護理;(6) 護理關心的是個人的自我護理能力能否滿足自我護理的需求（self-care demand）。
2. 人的自我照顧能力。
3. 自我護理的需求（self-care demand）：(1) 一般性的自我護理需求（universal self-care requisites）：(a) 攝取足夠的空氣、水分及食物;(b) 維持良好的排泄功能;(c) 保持活動與休息的平衡;(d) 滿足社會交往的需求;（e）避免有害因素對身體的刺激;(f) 促進人的整體功能與發展的需求。(2) 發展性的自我護理需求（developmental self-care requisites）：不同發展時期的需求、預防和處理影響人成長和發展的各種情況的需求。(3) 健康不佳時的自我護理需求（health deviation self-care requisites）：患者、傷者、傷殘者出現的自我護理需求、治療性或診斷性措施導致的需求、尋求適當的健康服務、瞭解自己病情變化及預後、合理地配合診療及護理方案、學習相關的技能、接受傷殘的事實。(4) 一般性的自我護理需求、發展性的自我護理需求與健康不佳時的自我護理需求為特定時期個人總共的自我護理需求，用於護理評估之用途。
4. 療性自我護理需求（Therapeutic self-care demand）：指需要做護理活動的自我護理需求，個人運用正確而有效的途徑，以滿足自己的發展及功能的需求。

自我護理的總需求

自我護理的總需求 ➡ 1. 一般性的自我護理需求
2. 發展性的自我護理需求
3. 健康不佳的自我護理需求

自理缺陷理論

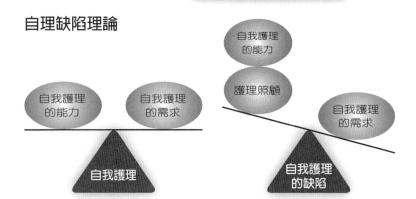

三種護理系統的示意圖

完全補償系統：
護士的活動 ➡ 完成病人的治療性自理，代償病人自我 ⬅ 病人的活動
護理上的無能為力，支持和保護病人。 受到限制

部分補償系統：
護士的活動 ➡ 1. 為病人實施一些自護活動，代償病人 ⬅ 病人的活動
自護方面的不足，根據病人的需要來
幫助病人。
2. 協調護理主軸，執行一些自我護理的
手段，接受護理人員的照顧和協助。

支援-教育系統：
護士的活動 ➡ 完成自我護理的內容，調整病人鍛煉和 ⬅ 病人的活動
發展自我護理的能力。

奧倫護理程序與護理程序的關係

步驟	護理程序	護理程序
第一步	診斷與處治	評估、診斷
第二步	設計與計畫	計畫
第三步	執行與調整	執行、評價

＋ 知識補充站

奧倫（Orem）簡介

1. 出生於美國的馬里來蘭州（Maryland）。
2. 1930 年代獲護理學士學位。
3. 1945 年獲得護理學碩士學位。
4. 1976 年獲得名譽博士學位。
5. 1959 年在「職業護理教育課程設定指南」
一書之中提出自我護理的模式。

16-3 奧倫的自我護理理論（三）

（十）自我護理缺陷理論的架構

當自我護理體的自我護理能力小於自我護理的需求時，就會出現自我護理缺陷。自我護理缺陷為自我護理力量不足以滿足治療性自我護理需求的產物，為奧瑞姆學說的重點。

1. 是自我護理理論的。
2. 自我護理缺陷的自我護理護體是護理的重點對象。
3. 自我護理缺陷包括兩種情況：(1) 自我護理能力無法全部滿足自我護理的需求；(2) 自我護理能力有缺陷或受到限制，不能滿足他人的自我護理自護需求。
4. 護理的力量（Nursing agency）：護理的力量是指人的自我護理的能力，護理人員為有自我護理缺陷的人提供的專業性護理，為護理人員必須具備的專業綜合素質。
5. 護理系統（Nursing system）：護理人員為患者所提供的護理行為和患者自身行為所構成的行為系統，它是依據患者的自我護理需求和自我護理能力而定的。
6. 根據患者的自我護理需求和自我護理能力的不同可以分別採取下列三種不同的護理系統：(1) 全補償護理系統（wholly compensatory system）（替代）：(a) 病人並沒有能力或醫囑不允許做自我護理活動，需要護理給予整體性的協助；(b) 護理人員的活動為完成病人治療性自我護理、補償病人不能參與的自我護理、支援和保護病人；(c) 神智和體力上均沒有能力做自我護理；(d) 病人神智清楚，但是在體力上並不能完成自我護理；(e) 具備完成自我護理的體力，因為精神障礙而無法對自我護理需求作出判斷；(f) 高位截癱病人、大手術後的病人、全身麻醉而未甦醒者、昏迷的病人。(2) 部分補償護理系統（partly compensatory system）（協助）：(a) 病人治療性自護需求的滿足：護理人員的護理照顧加上病人的自我護理行動 (b) 護理人員的活動：完成病人的部分自我護理、補償病人自我護理的不足、在必要時要協助病人 (c) 病人的活動：完成部分的自我護理活動、調整自護力量、接受護理人員的照顧和協助。(d) 部分補償系統實例：病人能夠完成部分的自我護理活動，但是在某些方面缺乏自我護理的能力。例如對乳癌術後的病人要協助上廁所。(3) 支援 - 教育系統（supportive-educative system）：(a) 病人能夠完成自我護理的活動 (b) 需要學習才能完成 (c) 沒有護理人員的協助就不能完成 (d) 病人的活動：完成自我護理 (e) 護理人員的活動：調整病人訓練和發展自我護理的能力 (e) 支援 - 教育系統實例：護理人員為病人提供教育、支援、諮詢，促進、提昇病人的自我護理能力，例如做胰島素的注射。

（十一）自我護理對護理學的貢獻

1. 豐富護理學理論系統；2. 明確專業護理的概念和範疇；3. 賦予整體護理新的哲學理念和實務特徵；4. 對護士的職業素質提出新的要求；5. 延伸了臨床護理實務的領域；6. 為護士從事健康教育提供了參考依據。

病例討論

某病人從高處墜落，昏迷，左側肢體偏癱，電腦斷層掃瞄（CT）顯示顱蓋骨折，硬腦膜外血腫，需要立即手術。請問在術後護理中應分別採取何種護理系統？

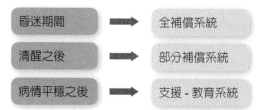

昏迷期間	➡	全補償系統
清醒之後	➡	部分補償系統
病情平穩之後	➡	支援 - 教育系統

自我護理理論與護理實務的關係

以自我護理理論為架構的護理工作方法分為下列三大步驟：

評估階段	收集資料	是否需要護理協助
計畫階段	篩選適當的護理系統	制定護理計畫
執行階段	提供適當的護理措施	恢復和提昇自我護理的能力

護理系統架構示意圖

護理人員的行為	1. 完成病人的治療性自我護理； 2. 補償病人所不能做的自我護理； 3. 協助和保護病人。	完全補償系統
護理人員的行為	1. 完成病人的部分自我護理內容； 2. 補償病人自護的侷限性； 3. 在必要時要協助病人； 4. 調整病人自我護理的能力； 5. 完成部分自我護理的內容； 6. 接受護理人員的照顧和協助。	部分補償系統
病人的行為	1. 調整病人自我護理的能力； 2. 完成部分自我護理的內容； 3. 接受護理人員的照顧和協助。	部分補償系統
病人的行為	1. 完成自我護理的內容； 2. 調整病人鍛煉和發展自我護理的能力。	輔助 - 教育系統
護理人員的行為	1. 完成自我護理的內容； 2. 調整病人鍛煉和發展自我護理的能力。	輔助 - 教育系統

＋ 知識補充站

思考題

在臨床護理實務中，對同一個病人，採用的護理系統是固定不變的嗎？

在疾病動態變化的不同時期，應根據其自我護理的能力和自我護理的需求，分別採用不同的護理系統。

16-4羅伊的適應模式與紐曼的健康護理系統模式

（一）羅伊的適應模式 (Roy adaptation model)

羅伊的適應模式之創始人爲美國護理理論家卡利斯塔・羅伊（Sister Callista Roy）。
1.適應模式的內容：(1) 人：是具有生物、心理和社會屬性的整體，是一個適應系統。(2) 刺激：(a) 主要的刺激：當時所面對的需求立即適應的刺激。(b) 相關的刺激：所有內在的或外部的對當時情景有影響的刺激。(c) 固有的刺激：原有的可能引起身體反應但是並未得到證實的刺激。(3) 效應器（effectors）：(a) 生理的功能：氧氣、營養、排泄、活動及休息、保護、水電解質平衡、正常的神經及內分泌功能。(b) 自我的概念：是人在特定時間對自己的情緒、思想、優點及缺點等的整體性的看法。(c) 角色的功能：在特定場合的義務、權利及行爲準則。(d) 相互依賴的功能：是人的社交及人際關係方面的能力。(4) 健康：是個人成爲一個完整和整體性的人的狀態和過程。(5) 環境：是圍繞並影響個人或團體發展與行爲的所有情況、事件及因素。(6) 護理：護理是協助人控制或適應刺激，以達到良好的適應狀態的科學。2.適應模式與護理實務的關係：(1) 一級評估 (2) 二級評估 (3) 護理診斷 (4) 制定目標 (5) 干預 (6) 評價。

（二）紐曼的健康護理系統模式 (Neuman Health Systemic Model)

創始人爲美國護理理論學家、精神衛生護理領域的開拓者貝蒂・紐曼（Betty Neuman）。
1.健康系統模式的內容：該模式以綜合性、整體性及系統原理爲基礎，包括下列三大部分：(1) 個人（與環境互動的人）(2) 壓力的來源 (3) 反應。(1) 人：(a) 人是與環境持續互動的開放系統；(b) 該系統的結構可以使用圍繞著一個核心的一系列同心圓來表示；(c) 核心部分（基本架構）：是身體的能量來源，由生物體共有的生存基本要素所組成，例如解剖結構、生理功能、基因類型、反應類型、認知能力等，人的生理、心理、社會文化、精神與發展五方面功能狀態及其互動的影響和限制。當能量來源儲存大於需求時，身體會穩定與平衡；(d) 抵抗線：主要功能是保護基本結構。若抵抗失效，能量耗竭，甚至死亡；(e) 正常的防線：是生命歷程中建立起來的健康狀態或穩定狀態，若壓力源侵犯到正常防線，表現出穩定性下降和疾病 (f) 彈性防線：是緩衝器和濾過器。主要功能：防止壓力來源入侵，緩衝、保護正常防線。(2) 壓力的來源（可能會打亂系統穩定的各種環境因素）：壓力來源是引發個人緊張和導致個人不穩定的所有刺激。(a) 內部的環境：來自於個人人體之內的內部環境；(b) 外部的環境：人際之間的（來自於兩個或多個個人之間的壓力）與人以外的環境；(c) 造就的環境：人體之內、人際之間、人以外的環境（是指發生於體外，距離比人際之間的壓力更遠的壓力）。(3) 對壓力來源的反應：紐曼認同塞利對壓力反應的描述，進一步提出包括生理、心理、社會文化、精神與發展多方面的綜合反應，有負面、正面的結果，應根據個人對壓力來源的反應採取不同水準干預：(a) 一級預防：防止壓力的來源侵入正常防線。(b) 二級預防：減輕和消除反應、恢復個人的穩定性並促使其回復到康健的狀態。(c) 三級預防：進一步維持個人的穩定性、防止復發。

人身為一個適應系統的模式圖

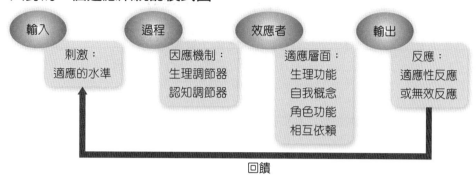

輸入
刺激：
適應的水準

過程
因應機制：
生理調節器
認知調節器

效應者
適應層面：
生理功能
自我概念
角色功能
相互依賴

輸出
反應：
適應性反應
或無效反應

回饋

紐曼人體結構示意圖

防禦線	位　置	功　能
彈性防線	第一層防線： 最外層	緩衝器和濾過器；防止壓力來源入侵，緩衝、保護正常的防線
正常的防線	第二層防線： 防禦系統的主軸	激勵身體各方面的因素，對壓力來源作出適當的調節，維持身體的穩定狀態
抵抗線	第三層防線： 緊貼著基本結構外層	保護基本結構，穩定並促使個人恢復到正常防禦線的健康水準

客體系統的核心架構與同心圓
(Core structure and concentric circles)

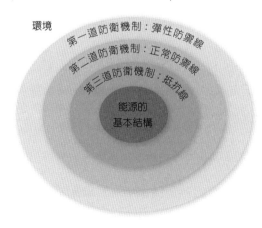

環境

第一道防衛機制：彈性防禦線
第二道防衛機制：正常防禦線
第三道防衛機制：抵抗線
能源的
基本結構

紐曼的健康系統模式（初級預防）：
減少接觸應激來源的可能性，鞏固彈性防禦線，保留最佳的健康狀態

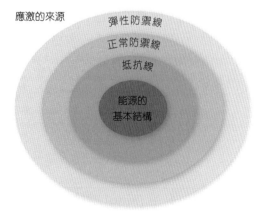

應激的來源

彈性防禦線

正常防禦線

抵抗線

能源的
基本結構

16-5 健康護理系統模式及其實的模式

（一）紐曼的健康系統模式與護理的四個主要概念

1.人：是一個多重維度(Dimension)的整體性開放系統，包括生理、心理、社會文化、精神、文明、成長發展等六個層面。2.環境：爲所有影響人的內外部環境因素，即在任何特定時間之內影響個人和受到個人影響的所有內外部因素。3.健康：健康是動態的、連續過程，各個層面穩定與和諧的狀態，它是一種動態的過程，是從疾病到強健的連續體，爲任何時間點上個人身、心、社會文化、精神與發展等各方面的穩定與和諧狀態。4.護理：運用有目的的干預，減少或避免影響最佳功能狀態發揮壓力因素和不利的狀況，以協助個人、家庭和團體獲得並保持盡可能高的健康水準。

（二）健康系統模式與護理實務的關係

健康系統模式與護理實務的關係包括護理診斷、護理的目標、護理的結果。1.護理診斷：護理評估和護理診斷；2.護理目標：護理計畫和護理實施；3.護理結果：護理評價。健康系統模式使用三級預防原則規劃和組織護理活動，以保存能量，恢復、維持和促進個人穩定性爲原則，而與病人及家屬一起，共同制定護理計畫。

（三）三種防禦機制

1.由先天賦予和後天習得；2.抵抗效能取決於個人心理、生理、社會文化、發展、精神五個變數的互動；3.遇到壓力來源時會導致彈性防線首先啓動。

（三）個案分析

請使用紐曼健康系統模式來說明如何提供干預措施

1.一位有糖尿病家族史的中年企業經理，平時健康良好。2.最近由於工作壓力較重、人際關係相當緊張、請客吃飯應酬較多、體育鍛煉不夠，體重增加明顯，感覺疲勞，多汗，體檢發現輕度脂肪肝，空腹血糖高於正常值。3.目前，病情已經穩定。

（四）華森的關懷科學模式

華森的關懷科學模式以十個照顧性因素爲架構：1.人本主義-利他主義價值系統的形成；2.信念-希望的建立；3.培養對自己和他人的敏感性；4.建立協助—信任關係；5.鼓勵並接受正面與負面情感的表達；6.系統地運用系統性解決問題的方法來做決定；7.促進人與人之間的相互學習；8.提供支援性、保護性的心理、生理、社會、文化、精神環境；9.協助滿足人們的需求；10.承認存在主義：現象學力量的存在。

（五）科學的哲學基礎

1.人本主義：利他主義價值系統的形成；2.信念：希望的建立；3.培養對自己和他人的敏感性。

（六）金 (King) 的達標理論

1.主要的概念：金的達標理論重點討論發生在人與人之間，特別是護理人員與服務對象的人際系統之間的互動。她認爲護理的重點是人，護理的目標是增進和保持人體及團體的健康。

紐曼的健康系統模式（一）

正常防禦線對應激來源的反應	1. 基本架構的水準；2. 特異的體質；3. 自然與習得的抵抗力；4. 與應激來源的接觸時間；5. 應激來源的數量與強度。
第二道防衛機制：正常防禦線	1. 護理對象長期以來已發展形成的狀態、或是通常具備的健康水準；2. 保護系統的穩定和完整；3. 擴張：收縮較慢；4. 擴張：健康增進；5. 收縮：健康衰退。
第三道防衛機制：抵抗線	1. 穩定患者系統並促使恢復正常防禦線；2. 正常防禦線被打破即自主地發揮功能；3. 內在因素的動員。

紐曼的健康系統模式（二）

第二級預防	1. 早期的發現；2. 對症治療；3. 達到最佳健康狀態；
第三級預防	1. 調整適應行為；2. 再教育； 3. 重建：(1) 自最大反應程度回到正常防禦線；(2) 在任何反應水準上發生；(3) 結果低於、相同或高於原先的健康水準；(4) 重建失敗，惡化或死亡。 4. 維持最佳的健康狀態

三級預防

三級預防	時機	功能	措施
一級	壓力來源存在而壓力反應未發生時。	防止壓力來源侵入正常的防線。	減少或避免與壓力來源接觸，鞏固彈性和正常防線。
二級	壓力來源穿過正常防線，出現症狀徵象時。	減輕和消除反，促使其回復到健康的狀態。	早期發現，及時治療，增強抵抗線。
三級	積極第治療之後或個人達到相當程度的穩定時。	進一步地維持穩定性，防止復發。	協助服務對象恢復及重建功能。

三級預防

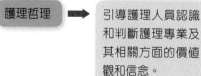

哲理 ➡ 引導個人思想及行為的價值觀與信念

護理哲理 ➡ 引導護理人員認識和判斷護理專業及其相關方面的價值觀和信念。

護理的方法

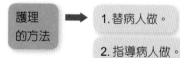

護理的方法 ➡

1. 替病人做。

2. 指導病人做。

3. 為病人提供身體心理上的支援。

4. 提供一個促進病人發展的環境。

5. 教育病人。

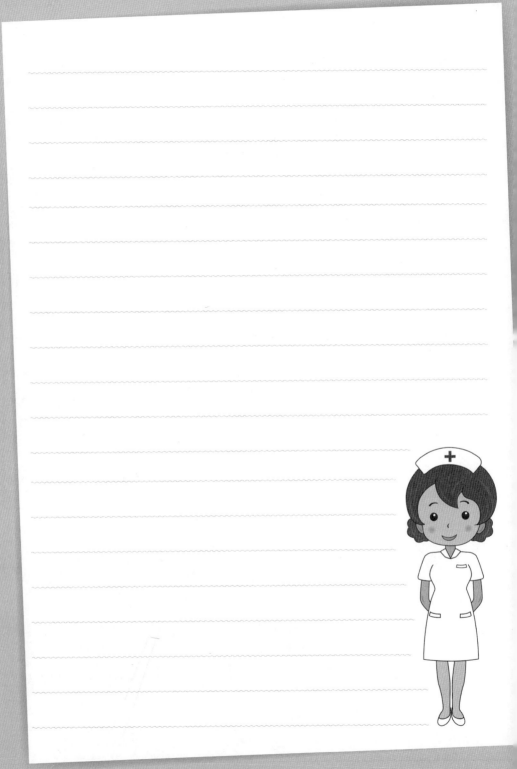

第 17 章
護理程序

本章核心概念

本章的核心概念為護理程序、護理診斷的概念，護理診斷與合作性問題及醫療診斷的區別，書寫護理診斷的注意事項，如何做好護理品質的評價，製定護理目標的注意事預，最後整合個案正確地做護理診斷。

本章學習目標

1. 掌握護理程序的概念、護理診斷的概念及命名意義。
2. 熟悉護理評估的概念，評估的內容和方法，資料的分類，資料收集的途徑，護理評估的步驟；護理診斷的分類方法及標準，護理診斷的組成架構、形成過程，護理診斷與合作性問題及醫療診斷的區別，書寫護理診斷的注意事項；護理計畫的目的意義、種類、過程；執行護理計畫的流程、常用方法，護理執行的動態記錄；護理評價的目的及意義，評價過程，護理品質評價。
3. 瞭解護理程序的發展歷史，護理程序的相關理論基礎，護理診斷的發展歷史。

17-1　概論

17-2　護理程序的相關理論基礎：系統論

17-3　護理評估

17-4　護理診斷（一）

17-5　護理診斷（二）

17-6　護理計劃

17-7　護理執行與護理評價

17-1 概論

（一）概念的引入

在迎新晚會上要求每一個班級演出一個節目，你是班上的康樂股長，將如何動員組織這次工作？

1. 評估（第一步）：討論出什麼節目比較合適？考量晚會的主題，班級的實際情況。
2. 決策（第二步）：覺得小品的節目比較適合我們的班級。
3. 計畫（第三步）：開始計畫小品的節目的演員／主題／啦啦隊等工作。
4. 執行（第四步）：開始彩排，同學們開始相關的工作，直至晚會正式演出爲止。
5. 評價（第五步）：在演出結束之後，回味演出的過程，評價效果到底如何？爲什麼會有如此的效果？

（二）基本的概念

1. 護理程序（nursing process）
   (1) 護理程序是護理人員在爲護理對象提供護理照顧時所使用的工作程序，是一種系統化地解決問題的方法。是一種有計劃、系統化的護理工作方法，其目的是確認和解決服務對象對現存或潛在健康問題的反應，是一個持續、循環、綜合、動態、決策和回饋性的思考及實行流程。
   (2) 護理程序是以增進和恢復人類健康爲目標所做的一系列護理活動，其中包括評估服務對象的健康狀況，列出護理診斷，制定護理計畫，執行計畫和對護理效果加以評價。

2. 護理程序的基本步驟
   (1) 護理評估（nursing assessment）階段：(a) 收集資料；(b) 整理分析資料。
   (2) 護理診斷（nursing diagnosis）階段：確定護理診斷。
   (3) 護理計畫（nursing planning）階段：(a) 排列護理診斷的順序；(b) 確定護理的目標；(c) 製定護理措施；(d) 建構護理計畫。
   (4) 護理執行（nursing implementation）階段：(a) 執行之前的準備；(b) 執行護理計畫；(c) 完成護理記錄。
   (5) 護理評價（nursing evaluation）階段：(a) 收集資料；(b) 判斷效果；(c) 分析原因；(d) 修訂計畫。

（三）護理程序的特徵

護理程序的特徵爲目標性、個別性、系統性、科學性、動態性、互動性、普遍性、創造性。

護理程序的相關理論基礎

護理程序的相關理論基礎 ➡

1. 系統論

2. 資訊理論

3. 控制論

4. 批判性思考

5. 人類基本需求要層級論

6. 壓力與適應理論

護理程序的發展史

1955 年 ➡ 美國護理學者 Lydia Hall 提出護理程序，她認為護理工作是「按照程序來進行工作」。

1961 年 ➡ Orlando IJ 提出護理程序三步驟：評估、計畫、評價。

1967 年 ➡ Yura H 和 Walsh 確定發展護理程序的四步驟：評估、計畫、執行和評價，當時護理診斷一直是「評估」中的一部分。

1973 年 ➡ 北美護理診斷協會（North American Nursing Diagnosis Association，簡稱為 NANDA）成立。蓋比和拉文（Gebbie and Lavin）在護理程序中又增加了護理診斷。

1977 年 ➡ 美國護士學會（American Nurses' Association, ANA）規定護理程序包括評估、診斷、計畫、執行和評價五個步驟，並將其列為護理實務的標準。

17-2 護理程序的相關理論基礎：系統論

護理程序的相關理論包括系統論（system theory）、資訊論（information theory）、控制論（cybernetics）、批判性思考、人類基本需求層級論、壓力與適應理論。

（一）系統論

系統論是由美籍奧地利生物學家伯塔朗菲（Bertalanffy）在 1937 年所提出。

（二）系統論的基本概念

系統是由若干相互聯結、互動的要素所組成的具有相當功能的整體。

（三）系統的基本特徵

1. 系統的基本特徵為整體性、相關性、層級性、動態性、目的性、集合性。
2. 各個要素之間、要素與整體之間存在動態的關係。
3. 在做改變之前，應先考量有關的因素。
4. 系統與子系統的要素由兩個以上的要素所組成，單一的事物或簡單的事物不能稱為系統。
5. 要確認系統的發展方向與目的，系統與環境所依據規律來做交流。

（四）系統的分類

1. 依據系統與環境的關係來分類：開放系統和閉合系統。
2. 依據人類對系統是否施加的影響來分類：自然系統和人為系統。
3. 依據系統運動狀態來分類：動態系統和靜態系統。

（五）系統的雙重意義

1. 系統由（要素）子系統所組成：組成的要素互動、相互聯絡。
2. 每一個要素皆有自己獨特的功能和結構：系統的功能則具有各個要素不具備的非線性與整體性的功能。

小博士解說

1. 系統分為開放式系統與閉合式系統。
2. 護理程序是一個開放系統。
3. 控制論的原理在護理程序中有重要的應用。

一般系統論的示意圖（一）
巨觀示意圖

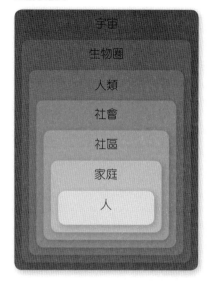

一般系統論的示意圖（二）
微觀示意圖

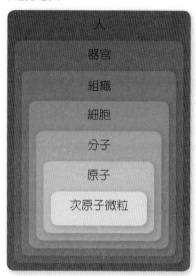

人身為一個適應系統的模式圖

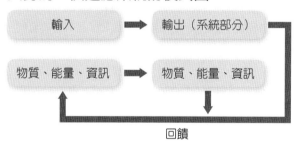

系統的範例

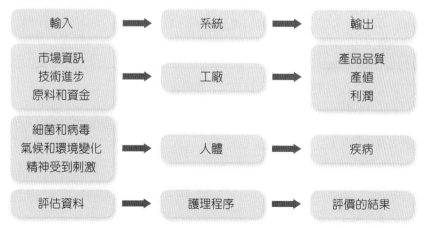

17-3 護理評估

（一）基本概念

1. 護理評估是護理程序的第一步，是護理程序最基本的步驟，是有組織地、系統地收集資料，並對資料加以整理、分析及判斷的流程；2. 護理評估，其主要目的是確認護理對象所要解決的護理問題或護理需求。

（二）評估的內容

1. 一般性資料。
2. 活狀況及自我料理的程度。
3. 健康檢查。
4. 心理社會層面的狀況。

（三）評估的方法

評估的方法有交談法、觀察法（是指透過視、聽、嗅覺來獲得客觀性資料）、體格檢查、閱讀。

（四）資料的分類

1. 依據資料的來源劃分為：(1) 主觀性資料：是病人本人對身體各個方面感受的描述。
   (2) 客觀性資料：是可以被觀察到或經測量而獲得的病人健康資料。
2. 依據資料的時間劃分為：(1) 以往的資料：是指與病人過去的健康狀況有關的資料。
   (2) 現在的資料：是指與病人現在發生疾病有關的狀況。

（五）資料收集的途徑

1. 護理對象本人；2. 護理對象的親屬及相關的人員；3. 其他的醫務人員；4. 病歷及記錄；5. 醫療護理文獻。

（六）護理評估的步驟

1. 資料的收集：(1) 為做出正確的護理診斷來提供依據；(2) 為制定護理計畫來提供依據；(3) 為評價護理效果來提供依據；(4) 為護理研發來累積資料
2. 整理資料：(1) 依據馬斯洛需求層級論來分類；(2) 依據 Majory Gordon 的 11 個功能性健康型態來加以分類；(3)NANDA 依據人類反應型態來加以分類

（七）收集資料的步驟

1. 資料的核對：(1) 核對主觀性資料；(2) 澄清含糊的資料。
2. 分析資料：(1) 找出異常的資料；(2) 找出相關因素和危險因素。
3. 資料的記錄：(1) 記錄必須反映事實；(2) 客觀性資料的描述應採用專業的術語；(3) 收集到的各種資料應有記錄，注意記錄的格式；(4) 記錄時應清晰、簡潔、避免錯別字。

依據馬斯洛（Maslow）的需求層級論來分類

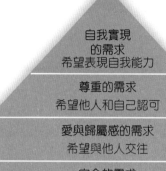

自我實現
的需求
希望表現自我能力

尊重的需求
希望他人和自己認可

愛與歸屬感的需求
希望與他人交往

安全的需求
安全感穩定感的要求

生理的需求
人類最基本的需求

依據 Gorndon 功能性健康型態來分類

健康知覺	健康管理型態
營養	代謝型態
活動	運動型態
排便	排泄型態
睡眠	休息型態
認知	知覺型態
自我感受	自我概念型態
角色	關聯型態
應對	應激耐受型態
性	生殖型態
價值	信念型態

✚ 知識補充站

1. 依據人類反應型態來分類：
   NANDA 的九種人類反應型態為
   (1) 交換
   (2) 溝通
   (3) 關係
   (4) 賦予價值
   (5) 選擇
   (6) 移動
   (7) 知覺
   (8) 認知
   (9) 感覺 / 情感
2. 觀察是指運用視，聽，嗅覺來獲得客觀的資料。

17-4 護理診斷（一）

（一）護理診斷的定義

護理診斷是關於個人、家庭、社區對現存或潛在的健康問題或生命過程反應的一種臨床判斷，是護理人員為達到預期結果選擇護理措施的基礎，這些預期結果應由護理人員來負責的。

（二）護理診斷的意義

1. 促進護理學的發展。
2. 有利於臨床護理品質的提昇。
3. 引導護理教育和研究向專業化的方向發展。
4. 促進護理資訊管理的現代化。

（三）分類及標準

1. 名稱：
   (1) 已有的護理診斷。
   (2) 潛在的護理診斷。
   (3) 健康的護理診斷。
   (4) 綜合性的護理診斷。

（四）護理診斷的架構

護理診斷的架構分為名稱、定義、診斷的依據、相關的因素。
1. 定義：對名稱的一種清晰、正確的表達，並以此與其他的診斷相互區別。
2. 範例：
   (1) 壓迫性尿失禁：在個人腹壓增加時，有不自主的少量（小於 50ml）排尿狀態。
   (2) 反射性尿失禁：在個人膀胱充盈到相當程度時，出現不自主的排尿狀態。
   (3) 功能性尿失禁：個人不能預知的、不自主的排尿狀態。
   (4) 完全性尿失禁：在排除其他各種尿失禁的情況下，個人處在持續的、不可預測的排尿狀態。

（五）診斷的依據

1. 主要的依據：80%～100%；若護理診斷「體溫過高」，則主要的依據為體溫高於正常的範圍（體溫 39℃）。
2. 次要的依據：50%～70%；若護理診斷為「體溫過高」，則次要的依據為：皮膚灼熱發紅，觸之有灼熱感；呼吸頻率增快；心跳過速；痙攣或驚厥；頭痛頭暈、全身不適、口乾舌噪；呼吸、脈搏增快。

（六）相關的因素

相關的因素包括疾病因素、心理方面的因素、治療方面的因素、情境方面的因素、年齡的因素。

護理診斷與合作性問題的區別

區別 ➡ 1. 護理診斷：護士直接採取措施可以解決。

2. 合作性問題：護士與其他醫務人員合作，正在共同合作解決。

護理診斷與醫療診斷的區別

項目	護理診斷	醫療診斷
臨床判斷的對象	對個人、家庭、社會的健康問題 / 生命過程反應的一種臨床判斷	對個人病理生理變化的一種臨床判斷
描述的內容	描述的是個人對健康問題的反應	描述的是一種疾病
決策者	護理人員	醫療人員
職責的範圍	在護理職責範圍內進行	在護理職責範圍內進行
適應的範圍	適用於個人、家庭、社會的健康問題	適用於個人的疾病
數量	往往有許多個	在一般情況下只有一個
是否發生變化	隨著病情的變化而改變	一旦確診則不會改變

＋ 知識補充站

1. 合作性問題 (潛在併發症): 陳述方式為：「潛在併發症：XXX」並非所有的併發症都是合作性問題，護士監測以及時發現併發症的發生，與醫生共同合作解決。
2. 護理診斷與合作性問題的區別：護理診斷是護士獨立採取措施能夠解決的問題，合作問題需要醫護共同干預才能夠解決的問題。

17-5 護理診斷（二）

（七）護理診斷的陳述方式

1. 三部分陳述：

即 PES 公式，是用於現存的護理診斷，例如入廁自我護理缺陷（P）：與關節僵直有關（E），其表現爲：自述不能坐馬桶（S）。

2. 二部分陳述：

即 PE 公式，是用於「有……危險」的護理診斷。例如：有皮膚完整性受損的危險：與長期臥床有關。

3. 一部分陳述：

只有 P，用於健康的護理診斷。例如：母乳餵養相當有效。

護理診斷的陳述方式之三要素爲

(1) P（Problem）：健康的問題；

(2) E（Etiology）：相關的因素；

(3) S（Symptoms and Signs）：症狀與徵象，也包括實驗室、儀器檢查的結果。

（八）合作性問題：潛在性併發症的概念

合作性問題是需要護理人員做監測以及時發現其發生和狀況變化的一些生理併發症，是要護理人員運用醫囑和護理措施共同處理，以減少併發症發生的問題。

（九）合作性問題的陳述方式

1. 潛在性併發症（potential complication）可以簡寫爲 PC。

2. 潛在性併發症（potential complication, PC）：心律不整與低鉀血症。

（十）護理診斷與醫護合作處理問題的區別

1. 護理診斷爲護理人員直接採取護理措施來解決，即護理人員能夠獨立處理的問題。

2. 醫護合作處理的問題是指由護理人員和醫生共同合作才能解決的問題。

形成診斷的流程示意圖

| 組織與整理資料 | ➡ | 依據需求將資料加以整理 |

| 分析資料 | ➡ | 1. 與標準相互比較
2. 綜合歸類的初步診斷
3. 對有疑問的資料加以核對 |

| 分析問題 | ➡ | 1. 根據診斷的依據來確定問題
2. 確定相關的因素 |

| 形成診斷的描述 |

潛在併發症的概念

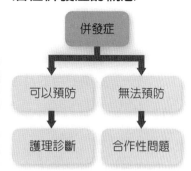

併發症
可以預防 → 護理診斷
無法預防 → 合作性問題

書寫護理診斷的注意事項

書寫護理診斷的注意事項	➡	1. 使用統一的護理診斷的名稱
		2. 貫徹整體護理的觀念
		3. 確認相關的因素
		4. 知識缺乏的陳述方式（知識缺乏：缺乏……（方面）的知識）:(1)知識缺乏:缺乏有關糖尿病飲食方面的知識;(2)知識缺乏：缺乏冠心病的保健知識;(3)知識缺乏：缺乏術後有效咳嗽的知識

護理診斷、醫護合作的問題和醫療診斷的範例

醫療診斷	護理診斷	醫護合作性的問題
糖尿病	知識缺乏：缺乏糖尿病	潛在性的併發症：高／低血糖、飲食的知識

護理診斷與醫護合作處理問題的區別

護理診斷	醫護合作處理的問題
1. 清理呼吸道無效，與體位不當有關（護理人員可以自行改變病人的體位）	1. 潛在的併發症：與低氧血症與肺炎有關（護理人員需與醫生合作，執行醫囑，例如給抗生素、給氧）
2. 皮膚完整性受損：與不能活動有關（護理人員可以自行給病人翻身，護理骨突處及保持皮膚的清潔和乾燥）	2. 潛在性的併發症：脫水／營養不良與管餵飲食有關（護理人員需要與醫生和營養師合作來確定病人管餵飲食的種類和數量）

17-6 護理計劃

　　制定護理計畫是護理程序的第三步，是以護理診斷爲依據，設計如何滿足病人的需求、增加病人的舒適、維持和促進病人的功能，以及促使病人康復的動態決策過程。

（一）計劃的目的及意義

1. 指導護理活動。
2. 實現個人化護理。
3. 有利於護理人員之間的溝通。
4. 提供護理評價的標準。
5. 增進護患的關係。
6. 提昇護理人員的業務水準和能力。

（二）計劃的種類

1. 入院時護理計畫。
2. 住院時護理計畫。
3. 出院時護理計畫。

小博士 解 說 護理計劃成文

1. 臨床護理計畫。
2. 標準護理計畫。
3. 教學護理計畫。
4. 電腦護理計畫。

（三）制定計劃的流程

1. 排列護理診斷的優先次序。
2. 按照對生命活動的影響和分類：(1) 首優的問題（high-priority problem）：是指威脅患者生命，需要及時解決的問題。例如清理呼吸道無效、心輸出量減少、氣體交換障礙。(2) 中優的問題（medium-priority problem）：是指並不直接威脅病人的生命，但是也會導致身體上的不健康或情緒變化的問題。例如便祕、活動無耐力、睡眠形態紊亂、壓力性尿失禁、疼痛、感染的危險。(3) 次優的問題（low-priority problem）：對患者目前的健康無影響或影響甚微，但是仍需得到解決，而避免其發展的問題。是指人們在應對發展和生活中變化時所產生的問題。例如營養失調：高於身體的需求量、娛樂能力缺陷、肥胖、知識缺乏。

（四）排列護理診斷的順序應遵循的原則

1. 按照馬斯洛需求層級論排列優先順序，先解決低層級的問題，再解決高層級的問題。
2. 注重服務對象的主觀性感受。
3. 先解決現存的問題，後解決潛在的問題，例如：(1) 與空氣有關：「低效率型呼吸型態」、「氣體交換不足」。(2) 與水有關：「體液不足」、「體液過多」。(3) 與食物有關：「營養失調：低於身體的需求量」。
　　(4) 與排泄有關的「尿失禁」、「尿滯留」。

（五）制定病人的目標

1. 短期目標（short-term goals）：適合病情變化或住院期間的病人：例如 24 小時內病人排出大便；2 天之後病人能夠順利咳出痰液
2. 長期目標（long-term goals）：例如長期目標：接受化療的白血病病人，存在有「有感染的危險」的護理診斷，其目標是「化療期間病人不發生感染」。

排列護理診斷的順序

第一優先的問題	1.對患者生命直接構成威脅的問題。2.心輸出量減少，氣體交換障礙。
中度優先的問題	1.對患者身體健康構成損害的問題。2.疼痛，感染的危險。
次度優先的問題	1.對患者目前的健康無影響或影響甚微，但仍需得到解決，而避免其發展的問題。2.肥胖，知識缺乏。

長期目標通常運用若干個短期目標，才能逐步實現。

1 天內	病人能夠說出學會自己護理假肛的重要性。
1 天後	在護理人員為病人護理假肛時，病人不迴避注視傷口。
3 天後	在護理人員為病人護理假肛時，能夠給予配合協助。
5 天後	病人在護理人員的協助下完成假肛的護理。
7 天後	病人能夠自我護理假肛。

目標陳述的方式

公式	主語 + 謂語 + 行為標準 + 時間片語 + 條件片語
主詞	是指護理對象，主要是病人或病人身體的一部分
謂詞	是指護理對象將要完成的行為動作
行為標準	是指護理對象完成行動所要達到的程度
時間片語	是指護理對象完成行動所需要的時間
條件片語	是指護理對象完成行動必需具備的條件

✚ 知識補充站

1. 目標陳述的方式：

1 週後	病人	獨自	行走	500 公尺
時間片語	**主詞**	**條件片語**	**謂詞**	**行為標準**

例如：1. 四日後　　病人　藉助於雙拐　能夠行走（100 公尺）

　　　2. 在出院前　產婦　學會 給新生兒洗澡

　　　3. 住院期間　病人的皮膚　保持　完整、無褥瘡

2. 制定目標的注意事項：(1) 目標應以服務對象為導向；(2) 目標應有明確的聚焦性；(3) 目標應切實可行；(4) 目標應具體；(5) 目標應有時間限制：預期目標應註明具體的時間；(6) 目標必須有據可依；(7) 一個預期目標中只能出現一個行為動詞；(8) 預期目標應是護理範疇內可以運用護理措施而達到的；(9) 預期目標應由護理人員和護理對象來共同製定；(10) 關於潛在性併發症的目標。護理人員能及時發現併發症的發生，並積極地配合處理。例如潛在併發症「出血」的目標是：護理人員及時發現出血的發生並配合搶救」。應該注意的是，這些目標不能寫成「住院期間病人不發生出血」，僅靠護理措施是無法保證出血這一併發症不會發生。

3. 制定護理措施：(1) 措施的類型：依賴性的護理措施、合作性的護理措施、獨立的護理措施。(2) 在制定護理措施時的注意事項：要執行護理計劃的成文。(3) 獨立性護理措施：①協助病人完成日常生活的活動；②治療性的護理措施；③危險問題的預防；④對病情和心理社會反應做檢測和觀察；⑤為病人和家屬提供健康教育和諮詢；⑥為病人提供心理上的支援；⑦制定出院計劃。

17-7 **護理執行與護理評價**

（一）護理執行的定義

執行是執行和完成護理計劃的過程，即將計劃付諸實現的過程。運用執行各種護理措施來解決護理對象所有存在的和潛在的護理問題。

（二）執行的流程

執行的流程分為 (1) 執行前的準備 (2) 執行 (3) 執行後的記錄。

執行前的準備：(1) 做什麼（What）；(2) 誰去做（Who）；(3) 怎樣做（How）；(4) 何時做（When）；(5) 何地做（Where）。

（三）執行護理計劃的常用方法

1. 護理執行的動態記錄
   (1) 記錄的方法：
      (a) 以問題為導向的記錄（POR）：以問題為導向的記錄：SOAPE 格式：S：（subjective date）主觀性資料：即患者的感覺、主訴；O：（objective date）客觀性資料：即護理人員觀察、檢查的結果；A：（assessment）評估：護理人員對上述資料的分析、對問題判斷；P：（plan）計劃：指護理人員為解決患者的問題所採取的措施；E：（evaluation）評價：即採取護理措施後的效果。
      (b) 重點記錄表格（DAR）。
      (c) 問題、干預、評價系統記錄（PIE）。

（四）護理評價

為評價發生在收集資料、作出診斷、制定計劃、按照計劃執行之後，是護理程序的最後一個步驟，是一種有計劃、有目的和不斷進行的活動。護理評價按照預期目標所規定的時間，將護理後服務對象的健康狀況與預期目標加以比較，並做出評定和修改。

（五）護理評價的目的和意義

1. 了解服務對像對健康問題的反應
2. 驗證護理的效果
3. 調控護理的品質
4. 累積護理經驗

（六）護理評價的流程

1. 建立評價的標準
2. 收集資料
3. 判斷效果
4. 重審護理計劃

（七）判斷效果

1. 目標完全實現
2. 目標部分實現
3. 目標未實現

小博士 解說

1. PIO 記錄法之內容包括：護理診斷：P（problem），護理措施：I（intervention），病人對措施的反應：O（outcome）。
2. 整體性評估，做進一步的決策。
   (1) 停止：預期目標達到。
   (2) 繼續：目標並未（或部分）達到，要修改診斷、目標、措施。

小博士 解說

1. 重審護理計劃：、停止、修定、刪除、增加。
2. 護理品質的評價：結構評價（structure evaluation）、流程評價（process evaluation）、結果評價（outcome evaluation）。
3. 評價流程橫跨於護理程序的始終：分為及時評價、階段評價、最後評價。

護理程序的系統模式：修改計劃

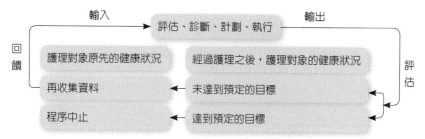

護理程序步驟之間的關係及運作模式之綜合歸納

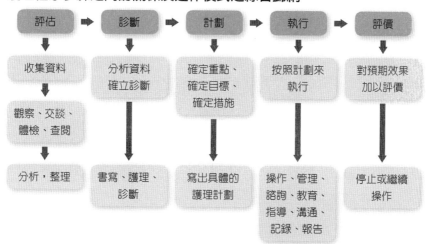

護理記錄單

病房 28，病號 07，姓名陶曾山

日期	時間	護理記錄	護士簽名
5.18	9：00	P：知識缺乏：（缺乏術前準備知識及配合知識），	顏小咪
	9：00	與知識資訊來源有關	顏小咪
	9：00	I：①向病人講解術前應練習在床上解大小便，並應戒菸酒，加強營養，防止感冒。	顏小咪
	11：00	②向病人解釋術前備皮、皮試及禁食的意義	顏小咪
	14：00	O：病人表示願意配合各項檢查和治療，已經能夠在床上解大小便。	顏小咪

將護理診斷、目標、措施（依據）列表

日期	護理診斷	目標	護理措施	評價
103-5-4	清理呼吸道無效：與痰液黏稠有關			
103-5-4	體溫過高：與肺部感染有關			
103-5-6	氣體交換：與肺部感染有關			

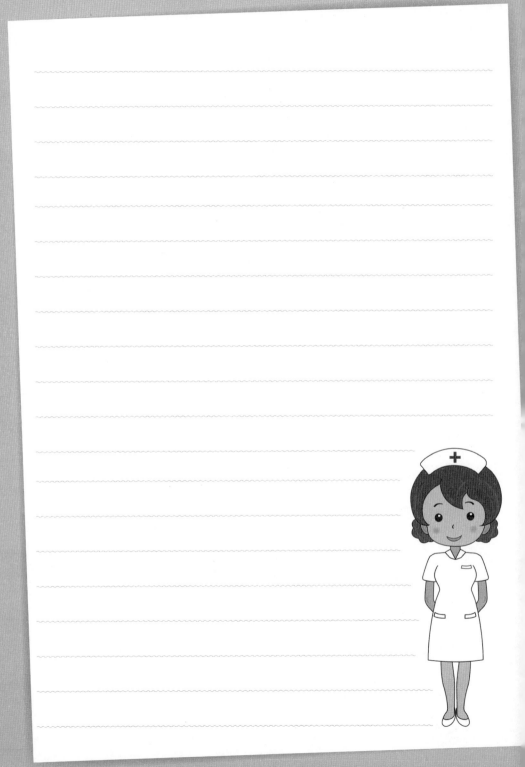

第 18 章
醫院健康教育

本章核心概念

1. 醫院健康教育的概念與意義。
2. 護士的根本任務。
3. 患者的教育。
4. 醫院健康教育的方法。
5. 醫院健康教育的程序。
6. 醫院健康教育的注意事項。

本章學習目標

1. 解釋醫院健康教育、健康教育的概念。
2. 闡述醫院健康教育的內容和方法。
3. 歸納醫院健康教育的程式和原則。

18-1　醫院健康教育的概念（一）

18-2　醫院健康教育的概念（二）

18-3　醫院健康教育的概念（三）

18-1 醫院健康教育的概念（一）

（一）護士的根本任務
1. 針對危險族群實施健康教育。
2. 針對健康族群實施健康促進。
3. 針對患病族群實施臨床治療。

（二）因應梅毒爆發事件（1996 年美國納城發生梅毒爆發事件）
1. 組織無梅毒社區聯盟展開以社區健康教育為主的梅毒控制活動。其宗旨是告知全市居民梅毒的危險，教育高危險族群如何保護自己和如何尋求治療。
2. 該聯盟以健康信念模式，控制中心理論及生態學模式為指導，到現場向高危族群進行健康教育，使他們認識到：(1) 梅毒對他們健康的威脅；(2) 採取行動可以減少危險；(3) 自己有能力採取行動；(4) 採取行動來符合主流社會風氣。

（三）美國納城成功地控制了梅毒的爆發
1. 健康教育可以成為預防和控制疾病的強大武器。
2. 科學家預言：未來醫學是預防醫學和自我保健醫學的時代。

（四）醫院開展健康教育的有利條件
1. 需求明確，方向性強。
2. 人才密集，技術優良。
3. 教育對象相對集中。

（五）醫院健康教育的概念（Health Education in hospital）
　　醫院健康教育的概念是以健康為重點，以醫療保健機構為基礎，為改善患者及家屬、社區成員和醫院職工的健康相關行為所進行的有組織、有計劃、有目的的教育活動。

（六）醫院健康教育的意義
1. 醫院發展的品牌策略：(1) 傳統的醫患關係：病人絕對服從醫生，醫生只「看病」，忽略了對病人的人性化關愛。其結果為服務態度差，病人不滿意、流失。(2) 醫院健康教育的觀念：關愛病人的情感，尊重病人權利，充分地激勵病人的健康潛能，積極地參與恢復健康的整體流程。其結果為醫院調整服務意識，提高醫務人員的人文素質，病人的滿意度，口碑良好。
2. 可以作為治療的方式：(1) 改變不良行為和生活方式；(2) 提高病人的遵醫行為；(3) 提供心理諮詢與心理治療。
3. 是密切醫患關係減少醫療糾紛的重要關鍵：給病人提供充足的資訊，是密切醫患關係的基礎。良好的醫患關係是達到最佳治療效果的前提，也是避免醫療糾紛的保障。
4. 降低醫療費用的有效途徑：(1) 美國醫藥協會指出：每花 1 美元在病人的教育上，可以節省 6 美元的醫療費用；(2) 減少慢性病的發作頻率和延緩病情加重，可以紓解醫院的壓力，節省大量的醫療花費。

護士在健康教育中的功能

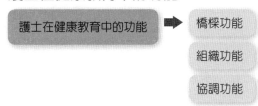

醫院健康教育的對象

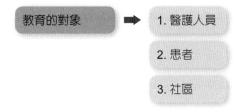

醫護人員的教育

教育的範圍	1. 專、兼職健康教育人員。 2. 全體的醫護人員。
教育內容的重點	並不是衛生保健知識，而是健康教育學的基本理論、基本方法和技能的訓練。
教育的型式	上班前培訓、業務培訓、在職持續教育、健康促進活動。

醫院健康教育的原則

科學性	通俗性
可行性	直覺性
針對性	合作性
啟發性	行政性
規律性	行政性

18-2 醫院健康教育的概念（二）

（七）患者的教育

1. 門診教育
   (1) 醫院門診教育的特色：流動性較大、病人較多、停留時間較短、個別差異較大。
   (2) 門診教育內容及方法：教育的內容著重於普遍性，簡明扼要，教育的方法包括：口頭教育、文字性教育（例如健康教育處方、衛生宣傳專欄、宣傳冊等）、影像化教育（例如圖片、照片、標本、示範等）、電子化教育（幻燈片、錄影帶、VCD等）。
   (3) 門診教育的型式：(a) 候診教育；(b) 隨診教育；(c) 門診諮詢教育；(d) 門診講座與訓練班；(e) 健康教育處方。

（八）健康的四大基石

1. 適量的膳食
2. 適量運動
3. 戒菸戒酒
4. 心理平衡

　　三樂為助人為樂、知足常樂、自行其樂；最好的醫生是自己，最好的心情是寧靜，最好的藥物是時間，最好的運動是步行。

（九）每日的保健處方

　　每天笑一笑
　　運動一小時
　　晨起一杯水
　　日間一份果
　　睡前一杯奶

（十）糖尿病患者的注意事項

1. 嚴格地控制飲食。應進食含糖量低的食物，戒菸酒。
2. 合理地安排休息與活動，適當參與娛樂活動，體育運動及體力工作，但是應注意防止過度疲勞。
3. 對糖尿病要有正確的認識，保持開朗樂觀的情緒，積極地治療。
4. 掌握糖尿病的有關知識，學會常用的治療技術。
5. 注意各種降糖藥物的副作用。服用藥物時，應特別注意並密切觀察血糖變化。
6. 當血糖下降或尿糖減少時不應馬上停藥，能否停藥，需視病情而定。
7. 應持續定期地測量尿糖。

出入院的健康教育

住院教育	為什麼在病人住院期間是進行健康教育的最好時機？
住院教育	1. 教育的內容： 　　(1)住院的有關規章制度、病區與病房的環境 　　(2)說明病情、治療方案以及預後 　　(3)人員情況介紹 　　(4)病房設施的使用 　　(5)其他的注意事項等 2. 方法與型式：值班或責任護理人員、主治醫生採用口頭教育。
在院教育	1. 隨機教育 2. 患者諮詢會 3. 醫患座談會 4. 其他的方式
出院後教育	1. 主要的對象：慢性病人和有再發的傾向者。 2. 主要的方法：電話隨訪或諮詢、定期或不定期家訪等。

社區族群健康教育

一般性健康教育內容 ➡ 社區衛生服務中心健康教育宣傳欄。

重點族群教育 ➡ 1. 婦女（婚前教育、妊娠及圍生期教育、育兒教育、更年期教育、婦科常見病防治等）。

2. 青少年（生活衛生、學習衛生、性教育、安全教育等）。

常見疾病的教育 ➡ 高血壓、冠心病、糖尿病、慢性肺疾病、B型肝炎、心理疾病、腫瘤等。

18-3 醫院健康教育的概念（三）

（十一）醫院健康教育的方法

1. 講授法（Lecture method）：最常用的方法
2. 討論法（Discussion method）
3. 角色扮演法（Role play method）
4. 實地參觀法（Visiting method）
5. 展示法（Demonstration method）
6. 會談式教育（Conversation method）
7. 教材的應用（Audio-visual media）
8. 輔助教學法（Computer assisted instruction）

（十二）病歷分析

士，52 歲，國中程度，上班族，現已退休。半年前因無明顯誘因出現口乾乏力，多飲多尿，飲食增加，但體重逐漸下降，來院門診，經檢查空腹血糖：12.3mmol/L，尿糖（+++），診斷：「II型糖尿病」。入院後，給予糖尿病飲食、胰島素等治療。

如果你是張女士的責任護士，對於初次患有糖尿病的張女士，你如何有計劃地開展糖尿病健康教育活動？

1. 評估
   (1) 學習的需求：張女士家中並無糖尿病家族史，對糖尿病的相關知識缺乏。因是初次患有糖尿病，張女士心中特別焦慮，希望能瞭解到有關糖尿病的治療及預後情況。(a) 糖尿病病人的飲食治療；(b) 血糖、尿糖的監測和判斷；(c) 低血糖的症狀及應對措施；(d) 胰島素自我注射技術；(e) 活動鍛煉指導。
   (2) 學習能力：國中程度，能閱讀，語言溝通無障礙。
   (3) 學習資源。
   (4) 教育者準備的情況。
2. 設定教育目標：
   (1) 短期：1 天內病人能夠說出糖尿病飲食治療的重要性，3 天後說出三餐總熱量的分配，5 天後學會飲食總熱量的計算方法，7 天後病人在護士的指導下能夠制定糖尿病食譜。
   (2) 長期：十天內病人會制定糖尿病食譜。
3. 制定教育計畫：確定學習內容與時間，選擇教學的方法。
4. 實施教育計畫。
5. 評估教育效果。

小博士 解說

1. 健康教育可以成為預防和控制疾病的強大武器。科學家預言：未來醫學是預防醫學和自我保健醫學的時代。
2. 健康教育分類（按照目標族群或場所來劃分）：城市社區健康教育、農村社區健康教育、學校健康教育、職業族群健康教育、醫院健康教育。

醫院健康教育的程序

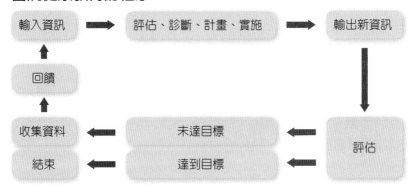

醫院健康教育的注意事項

1. 根據教育對象的學習需求來制訂教育計畫。
2. 根據教育對象的特色來選擇適當的教育方法。
3. 教學內容應從簡單到複雜，由具體到抽象。
4. 健康教育應強調理論與實務相整合。
5. 創造良好的學習環境和氛圍。

健康教育的定義

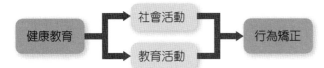

✚ 知識補充站

個案分析

1. 1969-1971 年，對 10450 名員工做調查，高血壓患病率為 8-12%，年發病率為 1.2%；腦中風年發病率為 137.4/10 萬，死亡率為 93/10 萬。
2. 20 年的健康教育和健康指導包括：(1) 飲食限鹽（6 克以內/人/天）；(2) 戒菸；(3) 減體重；(4) 高血壓病人系統管理。
3. 1990 年後，員工高血壓發病率降為 0.65%；平均血壓水準未隨生活水準的提高而上升，反而略有下降；腦中風標準化死亡率下降了 40-50%。

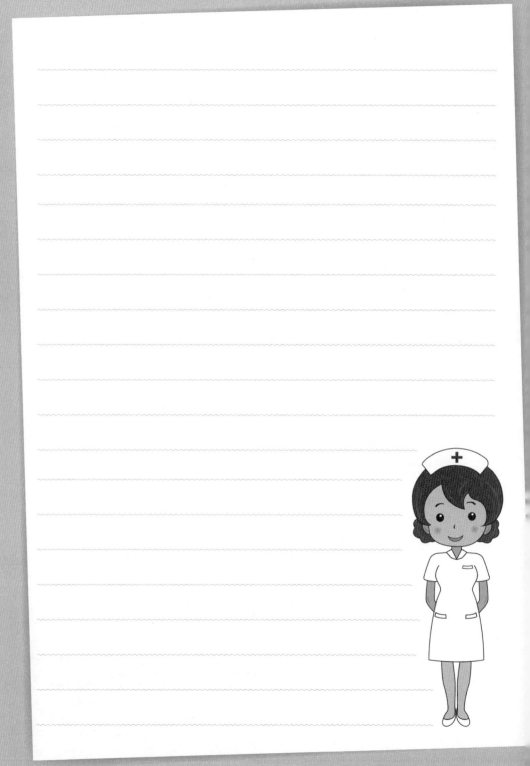

第 19 章
證據導向護理

本章核心概念

1. 證據導向醫學的概念及發展。
2. 證據導向護理實務的方法。
3. 證據導向護理實務對護理學的意義。

本章學習目標

1. 能解釋概念:證據導向護理。
2. 能描述證據導向護理的發展概況及意義。
3. 能闡述證據導向護理實務的方法。

19-1　概論

19-2　證據導向護理實務的方法(一)

19-3　證據導向護理實務的方法(二)

19-4　證據導向護理實務的方法(三)

19-1 **概論**

（一）背景

受到證據導向醫學思想的影響，國際護理界將證據導向的方法納入護理學科的研究和實務中，形成了一種新的護理模式：證據導向護理。

（二）**證據導向醫學的概念及發展**

證據導向醫學（Evidence-based medicine, EBM）即遵循證據的醫學。

1. 1972 年英國流行病學家 Cochrane 提出了證據導向的醫學思想。
2. 1991 年加拿大學者 Guyatt 最先使用 EBM 術語。
3. 1992 年加拿大 Lsacketl 對證據導向醫學的概念做整理和改善。
4. 1993 年在英國率先成立了 Cochrane 合作網（提供最佳研究證據的國際組織）。

（三）**證據導向護理及相關的概念**

1. 證據導向護理（Evidence-based nursing, EBN）：證據導向護理是護理人員在計畫其護理活動過程中，審慎地、準確地、明智地將研發證據與臨床經驗、患者願望相互整合，擷取證據，作為臨床護理決策的依據的過程。
2. 證據導向護理包含三個基本要素
   (1) 護理人員的個人技能和臨床經驗。
   (2) 患者的實際情況、價值觀和願望。
   (3) 證據（最適宜的護理研究成果）。

   　證據導向護理為以「實證」為基礎的護理，即遵循證據的護理，其核心概念是運用現有的最好研究證據為患者提供服務。
3. 實證（證據）：可以證明或推翻某一結論的證據、事實或信念；研發結果、臨床經驗、患者需求三者的有效整合。
4. 隨機對照實驗（Randomized controlled trials, RCT）
   (1) 將研究對象按照隨機化的方法分為實驗組與對照組，以保證兩組的可比較性。
   (2) 實驗組給予治療措施，對照組不給予欲評價的措施。
   (3) 前瞻性觀察兩組轉化結局的差異。
5. 系統評價（系統綜述）（Systematic review, SR）：
   　(1) 針對某一個實際的臨床問題；(2) 系統、整體性地收集相關的研發結果（已發表或未發表）；(3) 嚴格地評估，以篩選出符合品質標準的文獻；(4) 質化或量化合成（meta-analysis）；(5) 得出綜合性而可靠的結論 (6) 及時地加以更新。
6. Meta 分析（「薈萃分析」或「綜合分析」）
   (1) Meta 分析是將同一個問題的多種研究結果合併。
   (2) 進行量化分析的系統評估方法。
   (3) 能有效地提高文獻資料的利用率及文獻研究結果的價值。

護理中的問題

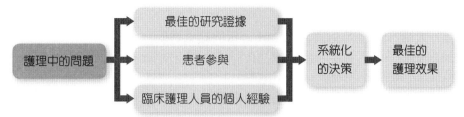

一般性綜述與系統評價的區別

特色	一般性綜述	系統評價
問題	通常的涵蓋面較廣	通常為一個臨床的實際問題
資料檢索	無嚴格的規定，易於偏倚	整體性收集，有明確的檢索策略
文獻篩選	無嚴格的規定，易於偏倚	有明確嚴格的標準、公平地使用
評價	無一定的標準	有嚴格的評價指標
資料合成	大多採用質化的方法	大多採用量化的方法（Meta 分析）
推論	有時是有根據的	通常是有依據的

Meta 分析與系統評價的區別

Meta 分析 ➡ 是用統計分析的方法將多個獨立的可以合成的臨床研究結果綜合起來做量化合成。

系統評價 ➡ 並不一定要對相關研究的結果做量化合成，它可以是質化、也可以是量化系統評價（即包含 Meta 分析）。

19-2 證據導向護理實務的方法（一）

（四）大樣本的臨床 RCT 及 Meta 分析的結果證明

1. 單憑推理或病理生理學理論來指導臨床治療有時是不可靠的。

2. 從理論上認為有效的療法，在臨床實務中不一定真正有效。

（五）經典範例：阿司匹靈預防心肌梗塞

1. 系統評估者檢索了全世界的相關研究。

2. 對研究文獻的評估。

3. 最後納入了 7 個隨機對照研究。

4. 其中 6 例都認為無效，只有 1 例認為有效。

5. 經過系統評價（Meta）。

6. 最後證實了阿司匹靈對預防心肌梗塞有確實的療效。

（六）證據導向護理實務的方法

1. 確定問題：(1) 問題的來源；(2) 臨床問題的建構方法。

　(1) 問題的來源

　　(a) 護理實務中的一般性問題

　　　・術前需要採用剃毛的方式備皮嗎？

　　　・術前禁食禁水的時間要求是多少？

　　　・保留導尿管更換的時間是 2 週嗎？

　　　・集尿袋需要每天更換嗎？

　　　・壓瘡患者的瘡面使用鵝頸燈烘烤，對嗎？

　　　・長期臥床患者骶尾部皮膚定期進行按摩，對嗎？

　　　・是否應該對 ICU 躁動的患者加以約束？

　　(b) 護理實務中變異性 / 矛盾的做法

　　　・報紙報導了下肢靜脈曲張併發慢性潰瘍換藥護理：發炎性反應期：先做一般性消毒皮膚之後，先用雙氧水、後用生理鹽水來沖洗傷口，在除去表面壞死組織之後，再次使用鹽水來沖洗，擦乾表面水分，將氯黴素粉撒蓋創面，然後用敷料覆蓋，外用無菌紗布、彈力繃帶加壓包紮傷口及周圍水腫區；換藥 1 次 / 天，當滲出物減少時，換藥隔日 1 次或隔 2 ～ 3 日均可。

　　　・報紙報導了下肢靜脈曲張併發慢性潰瘍換藥護理：肉芽組織生成期：對肉芽呈現粉紅色、組織水腫傷口，在一般性清洗傷口之後，創面撒氯黴素粉，再使用 3% 氯化鈉紗布濕敷，外層依次使用凡士林紗布、無菌紗布及彈力繃帶加壓包紮，換藥 1 次 / 天或隔日 1 次。McMaster 大學證據導向實務中心列出 RANO 2004 版："下肢靜脈曲張併發慢性潰瘍的傷口護理指南"：避免常常導致皮膚過敏的製劑，例如羊毛脂、局部使用抗生素，（C 級證據）；只有當傷口出現急性蜂窩組織炎表現時，才可以使用抗生素（C 級別證據）；不要在傷口局部應用消毒滅菌製劑（例如次氯酸鈉、過氧化氫、醋酸等）來減少局部細菌量，（B 級證據）；局部應用的抗菌製劑或抗生素常導致過敏，所以應該避免。（B 級別證據）。

　　(c) 患者所關心的問題。

證據導向護理與疾病護理的區別

不同點	證據導向護理	疾病護理
護理模式	"三合一"	以個人經驗為主
關注的焦點	患者	疾病
判斷的指標	終點的指標	中間或替代指標
時間、人力需求	需要廣泛的合作	由個人操作可以完成

護理中的問題

最佳證據提供者（doer） 最佳證據應用者（user）

證據導向護理實務的方法

證據導向護理實務的方法
1. 確定問題

2. 文獻檢索

3. 文獻評價

4. 使用證據

5. 評價效果

證據的推薦意見等級（RNAO，2004）
（Level of recommendation）

A 級證據	證據來源於至少一項 RCT，或對 RCT 的系統評價。
B 級證據	證據來源於設計嚴謹的非隨機對照實驗。
C 級證據	證據來源於專家組的報告、意見、臨床經驗、權威機構，缺乏能夠直接應用的高品質研究結論。

19-3 **證據導向護理實務的方法（二）**

（六）證據導向護理實務的方法

1. 確定問題：臨床問題的建構方法
   (1) 將臨床的實際問題轉化為結構化的精確的檢索詢問。
   (2) 方法：先分解問題形成三個要素：(a) 情景：要表述的病人或問題；(b) 干預：採取的醫療保健措施；(c) 結局：採取干預措施的效果。

2. 文獻檢索：
   (1) 目的：尋找「研發的實證資料」。
   (2) 證據的分級：Ⅰ級：系統評價或 Meta 分析獲得；Ⅱ級：佇列研究獲得；Ⅲ級：證據來源於非隨機但是設計嚴謹的實驗；Ⅳ級：證據來自於多重中心或研究小組所設計的非實驗性研究；Ⅴ級：專家個人的意見。
   (3) 證據的來源：研究的證據、教科書、期刊、指南、資料庫、專著
   　　(a) 一級來源證據（原始研究證據）：醫學索引線上（http://www.ncbi.nlm.nih.gov/pubmed）、中文生物醫學文獻資料庫（CBM）。
   　　(b) 二級來源證據：①資料庫：Cochrane 圖書館、證據導向醫學評估、臨床證據（Clinical Evidence；CE）；②期刊：證據導向醫學雜誌（EBM）、證據導向護理雜誌（EBN）、「最佳證據」；③指南：國立指南庫（NGC）、指南（Guidelines）。
   　　　　文獻檢索為尋找可靠的系統評價，檢索相關的原始科學研究，檢索干預措施的效果為尋找高品質的大樣本 RCT，若要確定關鍵字則可以使用電子或期刊檢索系統檢索相關文獻，檢索範圍宜較為廣泛（國內外，發表或未發表）。

3. 文獻評價：評價的內容為研究設計、研究對象、結果觀察、資料的收集整理、統計分析。
   　　不同設計的研究論文的評價標準（Critical Appraisal Skills Programme）（Oxford, NHS, CASP, 2004）為批判性思考的能力 （critical thinking）。

4. 使用證據
   (1) 最佳證據＋護理專業知識和臨床經驗＋病人需求。
   (2) 指導臨床決策：制定出護理計畫。

5. 評價效果
   (1) 在使用證據的同時，注意觀察其臨床效果。
   (2) 在必要時開展進一步的研究。
   (3) 認真學習歸納（成功或不成功的經驗和教訓）。
   (4) 達到促進學術水準和護理品質提昇的目的。
   (5) 也是自身進行持續教育和提高自我臨床水準的過程。

結構化的檢索提詢範例

情景	干預	結果
超過 70 歲的老人	注射流感疫苗	降低發病率
接受保守治療的腫瘤患者	注射嗎啡	駕車安全性
全胃切除術後患者	耳穴貼壓	促進腸蠕動恢復
使用靜脈留置針的患者	使用生理鹽水來封管	封管的有效性

對 RCT 論文的評價（JBI, 2004）

1. 研究目的是否清晰、特定、明確？題目的依據是否充分？
2. 樣本是否被隨機分配到實驗組和對照組？
3. 資料收集過程是否遵循盲法？
4. 樣本是否足夠大？
5. 實驗組和對照組在基線時是否具有可比較性？
6. 是否描述樣本失訪？
7. 資料收集的工具是否合適？
8. 對所有研究對象做資料收集和訪視的方式是否一致？
9. 是否正確地描述所使用的統計方法？
10. 對研究結果的陳述是否恰當、準確？
11. 是否所有的重要研究結果均被討論？
12. 該研究的結果是否與其他相關證據相符合？

結構化的檢索提詢範例

確定問題	疑難、重要、發展、提昇。
文獻檢索	關鍵字、期刊檢索系統、電子檢索系統。
文獻評價	真實性、可靠性、適用性。
使用證據	1. 肯定最佳證據：臨床應用。 2. 無效或有害：停止 / 廢棄臨床應用。 3. 難定的證據：提供進一步研究。
評價效果	1. 終身繼續教育。 2. 提高臨床的水準。

19-4 **證據導向護理實務的方法（二）**

（七）證據導向護理實務應用範例：在老年壓瘡護理中的實務

病例：男性，80 歲，因為「失語、臥床不起、大小便失禁 1 週」住院。

A. 在住院前 1 年，多發性腔隙性腦梗塞，在經過治療之後生活能自理。

B. 1 週前，四肢乏力，臥床不起，吞咽嗆咳，不能進食，大小便失禁而住院。

C. 體格檢查：體溫（T）37.4℃鐘，脈搏（P）85 次 / 分鐘，血壓（Bp）115/75mmHg，血漿蛋白 33g/L，消瘦，嗜睡，口角歪斜，不能自行翻身，骶尾部有一個 4×5cm 大褥瘡，深 II°，表面有黃色分泌物，並無新鮮肉芽的生長。

(1) 確定問題：(a) 在眾多的褥瘡處理方法中，哪些措施最為有效？(b) 對此患者應如何預防褥瘡再發生？

(2) 文獻檢索：(a) 檢索字：bedsore and treatment or prevention；(b) 檢索資源：Cochrane Library（2002 年第 2 期），Medline（1996 ～ 2002.4），Sumsearch；(c) 檢索證據：Cochrane library 已完成的 SR 3 個，Medline 資料庫 Meta 分析 3 個、RCT 144 個，Sumsearch 資料庫系統評估為 3 個，RCT 101 個。

(3) 文獻評估

　　(a) 相關的證據： Cochrane library 3 個，Medline 資料庫 Meta 分析 3 個，RCT 38 個，Sumsearch 資料庫系統評估 3 個，RCT 91 個。

　　(b) 分析與評估

　　　　‧ 不同類型床墊對預防褥瘡的發生是有效的：一個納入 29 個 RCT 的 SR 分析發現，不同類型泡沫床墊與醫院常用普通床墊相比，可以減少褥瘡高危患者褥瘡的發生。

　　　　‧ 縮短褥瘡癒合時間的方法：電磁治療、不同敷料對褥瘡癒合的效果、局部用藥對促進褥瘡癒合是否有效、營養的支援對褥瘡的預防或癒合是否有效。

(4) 使用證據

　　證據導向後的護理方案：

　　‧ 局部創面使用苯妥英鈉粉劑，使用康惠爾潰瘍貼（膠原敷料）保護傷口，每 2 ～ 3 天更換一次。

　　‧ 使用預防褥瘡氣墊床，每 2 小時翻身一次。

　　‧ 加強營養支援療法：留置胃管，管餵高熱量、高蛋白流汁飲食，熱量 1800kcal/ 日，蛋白質 90g/ 日。

(5) 評估效果：患者褥瘡經以上處理，創面 10 天癒合，未再發生褥瘡。

（八）證據導向護理實務對護理學的意義

1. 促進臨床決策的系統化。

2. 促進臨床教學訓練水準的提昇。

3. 促進臨床研究的發展。

4. 有利於患者本身的資訊檢索以及保障自身的權益。

結構化的檢索提詢範例

| 確定需要解決的問題 ➡ | 留置導尿病人更換導尿管的最佳間隔時間是多少？ |

| 文獻檢索、評估，得出結論 ➡ | 1. 一般矽膠導尿管在使用 3-4 週後才會發生硬化的現象。 |

2. 尿液 pH 值大於 6.8 者發生堵塞的機率比 pH 值小於 6.7 者高 10 倍。

| 3. 證據導向研究的結論。 ➡ | 1. 應動態監測尿液的 pH 值。 |

2. 若 pH 值大於 6.8：則更換導尿管的時間為 2 週。

3. 若 pH 值小於 6.7：則更換導尿管的時間為 4 週。

將研究結果應用於臨床護理實務中

評估新措施的護理效果

證據導向護理在 B 型腦炎發高燒患兒護理中的實務

1. 確定問題	B 型腦炎患兒發高燒應選擇何種降溫方法。
2. 文獻檢索	
3. 文獻評估	
4. 使用證據	(1) 病房溫度要控制在 22-24℃。 (2) 頭部置 10% 鹽水冰帽或冰袋，雙腋下、腹股溝置化學冰囊，足部置熱水袋，並使用 40 ～ 43℃的酒精來擦浴。 (3) 若體溫（T）大於 40℃，則選擇靜脈降溫法，冷生理鹽水來灌腸。
5. 評估效果	46 例 B 型腦炎發高燒的患兒，36 例患兒在住院 24 小時之內，體溫降至 38.5℃以下，6 例降至 38.0℃以下，4 例執行物理降溫效果欠佳，改執行人工次冬眠療法，在 48 小時之後體溫要控制在 37.5℃左右。

證據導向護理的重點（Essential of EBN）

尋（searching）	尋找證據
審（appraising）	評審證據
循（utilization）	遵循證據

第 20 章
系統理論

本章核心概念
1. 開放系統和環境之間運作的三個關鍵。
2. 系統的基本特色。
3. 學習系統論的啟示。

本章學習目標
1. 能夠解釋系統的概念。
2. 能夠識別系統的類型。
3. 舉例說明系統的特性。
4. 運用系統理論來指導護理工作。

20-1　系統理論（一）

20-2　系統理論（二）

20-1 系統理論（一）

（一）現代護理學的理論基礎

1. 一般性理論（相關理論）
   (1) 是將相關學科的理論應用於護理實務之中。
   (2) 具有應用於護理學科的普適性和實務環境。
2. 護理理論（護理概念模式）
   (1) 護理理論學家所創建的理論或學說。
   (2) 更具有對護理現象和規律的解釋性。
   (3) 對護理實務的針對性和指導性。

（二）護理學理論基礎的功能

1. 闡明護理學的本質、特色、結構、功能和發展規律。
2. 顯示實現護理活動目標的合理途徑和型式。
3. 為護理實務提供總方向和方法論的指導。

（三）系統理論（System theory）

1. 創始人：貝塔蘭菲。
2. 創立的時間：1930 年代。
3. 創立源於對生物體的研究。
4. 認為身體是一個組織、整體和系統。
5. 1937 年：第一次提出「一般系統論」。
6. 1968 年：出版專著，將身體系統導向心理、社會文化等領域。
7. 1960 年代後：系統論得到廣泛的發展。
8. 系統是由若干相互聯結、互動的要素所組成的具有一定結構和功能的整體。

小博士解說 系統層級性示意圖

次原子→原子→分子→細胞→組織→器官→人→家庭→社區→社會→人類→生物圈→宇宙。

（四）開放系統

開放系統是與周圍環境不斷做物質、能量和資訊交流的系統，例如人、生命系統、醫院系統、護理系統、教育系統。

（五）開放系統和環境之間運作的三個關鍵

1. 輸入：物質、能量和資訊由環境進入系統的過程。
2. 系統：加工、處理、吸收。
3. 輸出：經系統改變後的物質、能量和資訊進入環境的過程。
4. 回饋：系統的輸出反過來又進入系統並影響系統的功能。

開放系統透過輸入、輸出、回饋三個部位與環境保持協調和平衡，並維持自身的穩定。

（六）系統的基本特色

1. 整體性，2. 動態性，3. 相關性，4. 層級性。

系統的分類

1. 按照組成要素的性質來分類	自然系統、人造系統
2. 按照系統與環境的關係來分類	開放系統、封閉系統
3. 按照系統運動的屬性來分類	動態系統、靜態系統

系統的功能：處理與轉換

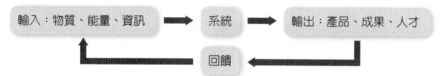

輸入：物質、能量、資訊 ➡ 系統 ➡ 輸出：產品、成果、人才

回饋

整體性

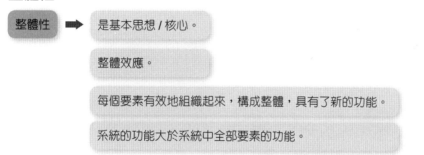

整體性 ➡ 是基本思想／核心。

整體效應。

每個要素有效地組織起來，構成整體，具有了新的功能。

系統的功能大於系統中全部要素的功能。

層級性

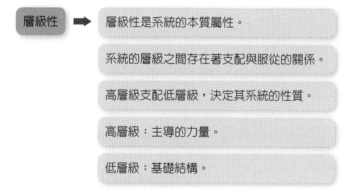

層級性 ➡ 層級性是系統的本質屬性。

系統的層級之間存在著支配與服從的關係。

高層級支配低層級，決定其系統的性質。

高層級：主導的力量。

低層級：基礎結構。

系統論在護理工作中的應用

培育了整體護理思想的產生。
作為護理程序發展的依據。
為護理管理者提供理論支援。
作為護理學的基本理論依據。

20-2 系統理論（二）

（七）系統理論培育了整體護理思想的產生

一般系統論用系統的觀點來看護理對象：人

1. 人是一個整體的系統。
2. 人是一個開放、動態的系統。
3. 人是具有主動性的系統。

（八）系統理論作為護理程序發展的依據

1. 護理程序是以滿足護理對象身心需求、恢復或增進健康為目標的一系列的護理活動。
2. 護理程序包含下列五個步驟：評估、診斷、計畫、實施、評價。

（九）系統理論為護理管理者提供理論支援

1. 護理系統是一個具有複雜結構的系統。
2. 護理系統是一個開放的系統。
3. 護理系統是一個動態的系統。

（十）學習系統論的啟示

1. 整體性是系統論的重點。
2. 系統方法的實質功能是運用系統思想決策的過程。
3. 是認識事物、研究各種對象的方法論準則。
4. 從整體起始，認識、研究和處理問題。
5. 注重整體與環境、整體與局部的關係。
6. 注重最佳化的原則：發揮最佳的功能。

（十一）醫院的績效

1. 協調發展。
2. 高效率執行。
3. 改善結構。
4. 最佳化服務。

小博士解說

1. 護理人員和患者是最基本的要素。
2. 護理人員發揮支配、調控的功能。
3. 科技的發展與社會對護理需求的變化促使護理人員善於學習、勤於思考與勇於創造。

護理程序

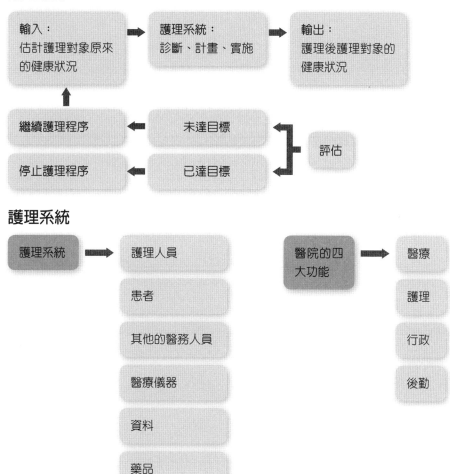

| 輸入：
估計護理對象原來的健康狀況 | → | 護理系統：
診斷、計畫、實施 | → | 輸出：
護理後護理對象的健康狀況 |

| 繼續護理程序 | ← | 未達目標 |
| 停止護理程序 | ← | 已達目標 |

評估

護理系統

| 護理系統 | → | 護理人員 |

患者

其他的醫務人員

醫療儀器

資料

藥品

| 醫院的四大功能 | → | 醫療 |

護理

行政

後勤

第 21 章
應激與適應（壓力理論）

本章核心概念

1. 來源的分類。
2. 個人體對壓力來源的認知評估。
3. 應激相關的學說。
4. 對應激的適應。
5. 常用的心理防衛機制。
6. 適應的特色。
7. 應激與適應理論在護理中應用。
8. 拉紮勒斯的應激與因應學說。
9. 生活事件與疾病關係學說。
10. 應激反應、適應與因應。

本章學習目標

1. 能夠解釋概念：應激、應激源、適應、應激反應。
2. 識別不同的應激原。
3. 舉例說明人類適應的階段和對抗應激原的三道防衛線。
4. 運用應激適應理論來協助患者減輕應激反應。
5. 瞭解護理工作中的應激與應對的概念。
6. 運用應激適應理論來協助患者減輕應激反應。
7. 能夠區別應激源的類型。
8. 能夠闡述塞里應激理論的主要內容。
9. 舉例說明適應的不同階段（層級）。
10. 能夠說出適應的特徵、因應的概念和方式。
11. 能夠運用應激與適應理論來指導護理的工作。

21-1　應激與適應（一）

21-2　應激與適應（二）

21-3　應激與適應（三）

21-4　應激與適應（四）

21-1 應激與適應（一）

（一）應激、應激原與應激反應

1. 應激：應激（stress），又譯爲壓力、緊張，來自於拉丁文 stringere，應激是個人對作用於自身的內外部環境刺激作出認知評估之後所引起的一系列身心緊張性反應狀態的過程。（現代普遍的認知）應激是環境中的刺激所引起的人體的一種非特異性反應，非特異性反應是指一種無選擇地影響全身各系統或大部分系統的反應。（「壓力學之父」塞利（Selye）） 。應激是外部因素影響下的一種體內平衡紊亂（甘農（Cannon））。

   壓力是一個動態的流程，分爲下列三個步驟：①刺激，②認知評估，③反應。

   (1) 壓力並不是環境刺激直接的結果。(2) 環境刺激透過人的認知來評估。(3) 只有被評估爲緊張性的刺激物時才能引起壓力反應。

   所以壓力是人對環境刺激認知評估之後的產物。

2. 應激來源（stressor）：能夠對身體施加影響而促發身體產生應激的因素。

（二）應激來源的分類

1. 一般性（軀體性）應激來源：生物、物理、化學因素。
2. 生理病理性應激來源：(1) 正常生理功能變化，(2) 病理性變化。
3. 心理性應激來源。
4. 社會性應激來源：(1) 災難性社會因素，(2) 一般性社會因素。
5. 文化性應激來源。

（三）應激反應

應激原作用於身體時，身體所出現的一系列表現稱爲應激反應。

（四）個人體對壓力來源的認知評估

1. 正面的壓力：(1) 維持正常人體活動的必要條件，(2) 提高人體的適應能力，(3) 使身體處於緊張的狀態。
2. 負面的壓力：(1) 影響心理的健康，(2) 影響身體的健康，(3) 妨礙個人的社會功能。不同的評估會引起全身或局部不同的反應。

（五）應激相關的學說

1. 塞里 Hans Selye （1907-1982）的壓力學說：爲加拿大著名的生理心理學家，1940 年代，其學說的來源及研究方法爲主要運用動物實驗。塞里的應激學說分爲應激一般性理論與全身適應症候群學說（General Adaptation Syndrome）。
2. 基本概念：(1) 壓力的來源：是引起全身系統反應的各種刺激。(2) 壓力：人體因應環境刺激而產生的非特異性反應。(3) 人體都有一種傾向，即努力保持體內的平衡狀態。(4) 當平衡狀態被破壞時，人總會設法調整機體去適應改變，以避免平衡狀態的破壞。(5) 非特異性反應即對作用於身體的壓力來源所做的調整。

應激反應

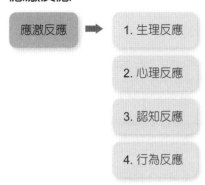

應激反應 ➡

1. 生理反應

2. 心理反應

3. 認知反應

4. 行為反應

一般適應症候群神經內分泌反應示意圖

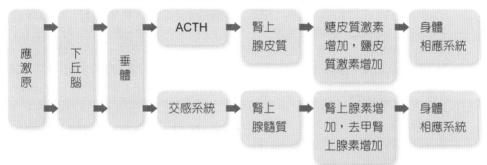

| 應激原 | 下丘腦 | 垂體 | ACTH | 腎上腺皮質 | 糖皮質激素增加,鹽皮質激素增加 | 身體相應系統 |

交感系統 ➡ 腎上腺髓質 ➡ 腎上腺素增加,去甲腎上腺素增加 ➡ 身體相應系統

全身適應症候群階段示意圖

警報期	交感神經興奮
抵抗期	副交感神經興奮
衰竭期	身心耗竭

＋ 知識補充站

應激相關的學說分為

1. 塞里（Selye）的壓力理論；
2. 拉黎勒斯（Lazarus）的應激與因應學說；
3. 霍姆斯（Holmes）和拉赫（Rahe）的生活事件與疾病關係學說。

21-2 應激與適應（二）

（五）有關應激的學說（續）

3. 壓力的反應：(1) 一般性適應症候群（GAS）（General Adaptation Syndrome）：身體面臨長期的壓力而產生的一些共同的症狀和徵象，這些症狀是透過神經內分泌途徑（下丘腦、垂體、腎上腺軸）而產生的，例如：全身不適、體重下降、疲乏、倦怠、疼痛、失眠、腸胃功能紊亂等，它是身體對有害刺激作出防禦反應的普遍方式。 (2) 局部適應症候群：身體在出現全身反應的同時所出現的某一器官或區域內的反應。

4. 全身適應症候群：(1) 人體面對應激來源刺激的全身性；(2) 非特異性反應；(3) 涉及身體的各個系統；(4) 主要是神經內分泌系統的反應；(5) 壓力反應的過程。

　　分為三期：警報反應期、抵抗期、衰竭期：(1) 警報反應期（stage of alarm reaction）：・人體覺察到危險，啟動交感神經系統後的警戒性反應；・心身動員各種生理防衛機能以因應應激原；・身體主要是內分泌系統的反應；・心理主要是心智活動增加；・感覺系統：各種感覺功能增強，・內分泌：糖皮質激素增加，腎上腺素及正腎上腺素增加，胰高血糖素增加；・呼吸系統：呼吸（R）增加，氣管擴張；・循環系統：心率及心輸出量增加；・消化系統：胃酸增加，其他的消化液減少，平滑肌的蠕動減少；・血液系統：外圍血管收縮增加，血液黏稠度增加；・肌肉骨骼系統：肌張力增加，肌糖原分解增加，乳酸增加；・泌尿系統：抗利尿素及醛固酮增加，尿液量增加。(2) 抵抗期（stage of resistance）：副交感神經興奮、人體與應激原處於抗衡階段、人體適應應激原、生理功能趨於正常 (3) 衰竭期（stage of exhaustion）：人體不能代償性地適應應激原的刺激、抵抗能力的極限、身心功能障礙。

（六）對應激的適應

1. 適應的概念：適應（adaptation）為生物體以各種的方式來調整自己，以因應環境的生存能力及方式。

2. 適應的階段：適應的階段分為：(1) 生理階段；(2) 心理階段；(3) 社會文化階段；(4) 技術階段。(1) 生理階段：(a) 體內代償性變化；(b) 感覺器官的適應。(2) 心理階段：心理防衛機制（defense mechanism）為人在遇到困難或挫折時，使用心理措施或機制，修正個人與現實之間的關係，以減輕個人由於挫折或應激而引起的痛苦與不安，維護個人的自尊與人格，使其暫時不受到損害。

（七）心理防衛的功能

1. 減輕情緒衝突。
2. 紓解傷感情緒。
3. 減輕失望的感受。
4. 維持自尊，協助個人保持價值觀及充實感。

小博士解說

　　塞里重點闡述了應激的生理反應，為應激奠定了強大的理論基礎，其缺點為沒有包含心理因素，既沒有提出當需求變成挑戰時，心理過程的影響，也沒有考量應付應激的因應策略及其有效性。

身體對應激的防衛

對抗應激原的第一線防衛	1. 生理防衛
	2. 心理防衛
對抗應激原的第二線防衛： 自力救濟	1. 正確地對待問題
	2. 正確地對待情感
	3. 利用可以得到的支持力量
	4. 減少應激的生理影響
對抗應激原的第三線防衛	專業性輔助

壓力反應的過程

警告期（alarm stage）	1. 身體出現一系列以交感神經興奮為主的改變： 血糖上 升，血壓上升，心跳上升，肌肉緊張度上升。
	2. 目的：動用身體足夠的能量以克服壓力。
抵抗期（resistance stage）	1. 警告期反應的特徵已經消失（壓力來源持續存在）。
	2. 身體抵抗力高於正常水準。
	3. 身體與壓力來源形成對峙。
	4. 結果有兩種：成功抵禦壓力，內部環境重建穩定與進入 衰竭期。
衰竭期 （exhaustion stage）	1. 身體的適應性資源耗盡。
	2. 個人的抵抗力下降、衰竭或死亡，可能是由於壓力來源 過強或長時間的侵襲。

一般性適應症候群（GAS）

警告期	1. 下丘腦
	2. 垂體後葉
	3. 垂體前葉
	4. 交感神經系統和腎上腺髓質
	5. 對抗和逃避反應
抵抗期	1. 狀態穩定
	2. 激素水準恢復正常
	3. 副交感神經系統活動
	4. 對應激來源適應
衰竭期	1. 能量水準下降
	2. 生理適應下降
	3. 死亡

21-3 應激與適應（三）

（八）常用的心理防衛機制

1. 潛抑（repression）：將不能被意識所接受的感情、思想及衝動壓抑到潛意識之中加以抑制。
2. 壓抑（suppression）：運用理智的力量去控制自己的情緒及心理需求。
3. 退化（regression）：回復幼年時的幼稚行為。
4. 否認（denial）：對自己無法接受的事實潛意識的加以拒絕。
5. 轉移（replacement）：將情緒從一個目標轉移到另一個可以接受的目標上。
6. 投射（projection）：將自己的錯誤歸於他人。
7. 仿同化（identification）：有意識或潛意識接受所仰慕的人的品質及行為。
8. 代償（compensation）：使用各種方法彌補由於心身不足而產生的自卑感。
9. 逆向作用（reaction formation）：採取與自己意願完全相反的態度及行為。
10. 合理化（rationalization）：運用有利於自己的理由將面臨的窘迫處境合理化。
11. 昇華（sublimation）：將被壓抑的衝動或慾望，運用符合社會要求的建夠構性方式表達出來。
12. 選擇性忽視（selective inattention）：潛意識的忽視對自己不重要或煩惱的事情。

（九）適應的特色

1. 適應的目的是為了維持個人的最佳身心狀態，即保持內部環境的穩定與平衡；2. 適應是一種主觀的過程；3. 適應是一種全身性的反應流程；4. 適應能力因人而異；5. 適應是有一定限度的；6. 適應與時間有關；7. 生理適應範圍和數量相對地侷限性；8. 適應本身也具有應激性；9. 身體對應激來源可以作出多重層級的適應。

（十）協助護理人員認識、減輕自身的壓力

1. 護理人員職業壓力的原因：(1) 不良的工作環境；(2) 緊急的工作性質；(3) 繁重的工作負荷；(4) 複雜的人際關係；(5) 高風險的護理工作。
2. 護理人員工作中常見的應激來源：
   (1) 護理專業本身所存在的問題：(a) 專業的社會地位；(b) 繼續深造的機會；(c) 晉升的機會；(d) 工資；(e) 經常翹班；(f) 體力活動與腦力活動並存。
   (2) 工作量及時間分配問題：(a) 工作量；(b) 護理人員的編制；(c) 非護理性的工作；(d) 書面的表格。
   (3) 環境及資源方面的問題：(a) 病房擁擠，工作環境；(b) 工作中所需要的儀器設備。
   (4) 患者護理方面的問題：(a) 擔心出現差錯；(b) 護理人員的貢獻不被患者及家屬所承認；(c) 護理的患者病情較重；(d) 患者及家屬不禮貌；(e) 患者的要求太高。
   (5) 人際關係方面的問題：(a) 護理管理人員的瞭解與支持不夠；(b) 護理管理人員的批評較多；(c) 缺乏其他醫務人員的瞭解及尊重；(d) 同事之間的衝突及摩擦。

應激與適應理論在護理中應用

確認應激與健康、疾病的關係	1. 應激是疾病的誘因或原因之一：(1) 軀體疾患；(2) 心理障礙；(3) 社會文化障礙。 2. 疾病會構成應激原
醫院中常見的應激來源	渥里瑟（Vollicer）1977 年所編制的醫院緊張性應激原量表，包括醫院環境之中 9 個容易使患者產生應激反應的來源：不熟悉醫院環境、住院失去部分自由、與配偶分離、經濟上的問題、與家人分離、社交受到限制、缺乏相關的資訊、疾病的嚴重程度及其對個人的影響、診斷及治療所造成的問題。
協助患者適應應激	1. 患者應激的評估：(1) 評估的內容：(a) 患者的健康狀況及應激水準：患病前一年內的應激水準、植物神經功能狀態、精神心理狀態、人格類型及自我認知、患病之後的心理社會問題 (b) 主要的應激原 (2) 評估方法：心理測試、交談、觀察及體檢。 2. 協助患者預防及因應應激的策略：(1) 協助患者預防應激的方法：為患者創造輕鬆的恢復環境、解決患者的實際問題、滿足其各種需求、提供有關疾病的資訊、訓練患者的自理能力、加強患者的意志訓練 (2) 協助患者因應應激的方法：心理疏導及自我心理保健訓練、激勵患者的各種社會支援系統、協助建立良好的人際關係、放鬆訓練（深呼吸訓練、固定視物深呼吸訓練、音樂或其他美妙的自然聲音、漸進的鬆弛方法、 引導想像放鬆訓練。

護理工作中應激的因應

管理階層	1. 增加工資及其他的福利待遇 2. 增加晉升及深造的機會 3. 改善工作環境 4. 開展因應工作應激的教育
護理人員自身	

病例分析

小顏第一天上藥理實驗課，進入實驗室一股氣味使他感覺不適，在 3 小時之後，他已經完全感覺不到異常氣味。	小顏的感受闡明他對應激的生理適應。
小張是位護理系學生，進入臨床醫院實習，她按照護理人員的素質要求，促使自己努力工作，並逐漸地改正自己說話聲音較大、走路較重的缺點。	小張的表現闡明她面對實習應激所採取的作法是社會文化適應。

✚ 知識補充站

1. 人們面臨微生物入侵應激時的第三線防衛是請醫生治療。
2. 結婚並不屬於應激原中的生理因素。
3. 肌肉張力的增加屬於面對應激的生理反應。
4. 不經歷風雨，哪能見到彩虹，就是經歷風雨，也未必能見到彩虹，其關鍵是你的心中要有彩虹！

21-4 應激與適應（四）

（十一）拉紮勒斯的應激與因應學說

1. 應激是個人與環境之間失衡而產生緊張的一種主觀的過程。
2. 提出認知評價在應激中的重要性。
3. 應激是人對情境和事件評估的產物。
4. 事件本身並不具有應激性。
5. 應激既依賴於外界因素，也依賴于個人能否適當應付處理緊張情境。

（十二）生活事件與疾病關係學說

1. 由美國霍姆斯（Holmes）和拉赫（Rahe）所創立。
2. 生活事件與某些疾病的發生、發展或轉化具有相關的關係。
3. 編制了社會再適應評定量表（SRRS）：(1) 列出 43 種生活事件；(2) 使用生活變化單位（LCU）來計量評定；(3) 用以檢測事件對個人的心理刺激強度：生活事件與疾病關係學說用以評量不同個人在一段時間內所經歷的生活事件；(4) 生活變化單位（LCU）與健康關係甚爲密切，與疾病發生明顯地相關；(5) 一年內累積 LCU 若小於 150，則顯示來年基本上健康；(6) 一年累積若大於 300，則第二年有 86% 可能患病；(7) 若達到 150 ～ 300，則來年有 50% 可能患病。

（十三）我們的一項課題研究

1. 調查 16 所養老機構內 462 名老年人：2 年內曾遭遇過生活事件：59.1%；遭遇 2 種以上的生活事件：27.7%。
2. 2 年內遭遇：健康惡化、經濟困難、財物損失、親友衝突、不愉快經歷。
3. 其心理健康水準較差。
4. 影響其心理健康的重要危險因素：健康惡化、經濟困難、不愉快的經歷。

（十四）應激反應

應激反應：是指個人因爲應激源所致的生理、心理、社會、行爲方面的變化。應激反應分爲生理反應、心理反應、行爲反應與認知反應。(1) 逃避與迴避；(2) 敵對與攻擊；(3) 退化與依賴；(4) 固著與僵化；(5) 物質濫用皆爲應激反應。

（十五）適應（adaptation）

1. 適應的概念：是生物體以各種方式調整自己以適應環境的一種生存能力及過程，即個人爲了維持恒定的狀態所使用的一切技巧。
2. 適應的階段
   (1) 生理階段（生理適應）：應激來源作用於身體，影響人的內部穩態時，身體所產生的代償性生理變化，分爲 (a) 體內代償性變化；(b) 感覺器官的適應。
   (2) 心理階段（心理適應）：從心理上尋求因應策略，使人能夠更好地因應應激，減輕焦慮及緊張不安的感覺，一般可運用心理防衛機制或學習新的行爲。

常用的心理防衛機制

常用的心理防衛機制	(1) 合理化（文飾）
	(2) 轉移
	(3) 否認
	(4) 逆向
	(5) 投射
	(6) 補償
	(7) 昇華

➕ 知識補充站

護理人員工作中的潛在的應激來源及其因應之道

　　在高應激、責任重大、任務繁重、工作不規律時，皆要信守生命，在乎所托。

社會文化階段與技術階段（技術適應）

社會文化階段	(1) 社會適應是調整個人的行為舉止，使其與各種不同的族群習俗、信念及規範相協調。 (2) 文化適應是指調整個人的行為，使其與不同的文化觀念、理想、風俗習慣等相符合。
技術階段（技術適應）	(1) 指通過技術的掌握與應用，改變周圍的環境 控制各種應激的來源。 (2) 隨著現代科技的發展又製造了一些新的應激來源，需要進一步研究與適應。

因應：因應是個人解決生活事件和減輕事件對自身影響的各種策略

1. 解決問題	(1) 從根本上消除應激的來源。 (2) 迴避與遠離應激的來源
2. 再評估	改變認知態度，換一個角度來認識生活事件
3. 求助	提供或協助尋求社會支援
4. 放鬆訓練	調節自律神經功能，控制與應激相關不良的症狀
5. 轉移	分散注意力，紓解緊張的壓力和不良的情緒

應激與因應在護理工作中的應用：患者住院期間潛在的應激來源及其因應之道

1. 醫院中潛在的應激來源	(1) 環境陌生；(2) 疾病的威脅；(3) 與親人分離或隔離；(4) 缺少資訊；(5) 喪失獨立與尊嚴。
2. 患者住院期間應激來源的因應之道	(1) 減少環境的應激；(2) 為患者提供有關疾病的資訊；(3) 協助患者保持情緒上的穩定；(4) 協助患者建立良好的人際關係。
3. 護理工作中潛在的應激來源	(1) 護理專業及工作層面；(2) 工作量及時間分配；(3) 患者護理層面；(4) 工作環境及儀器設備層面；(5) 管理及人際關係層面。
4. 護理工作應激的預防及因應之道	(1) 確認壓力與疾病的互動關係；(2) 識別病人壓力，進而書紓解和解除壓力；(3) 認識自身的壓力，並減輕工作中的壓力。

第 22 章
需求理論

本章核心概念

1. 需求層級理論（hierarchy of needs）。
2. 需求層級理論之中人類需求的一般性規律。
3. 需求理論應用的意義。
4. 患者的基本需求。
5. 需求的概念。
6. 需求的特色。

本章學習目標

1. 能夠說出需求的概念和特徵。
2. 能夠闡述需求層級理論。
3. 舉例說明影響需求滿足的因素。
4. 能夠運用需求理論來判斷並滿足患者的基本需求。

22-1　概論

22-2　需求理論在護理工作中的應用

22-1 概論

（一）需求的概念

1. 需求是人腦對生理與社會要求的反應。
2. 在一定的條件下，有機體對外界環境所產生的生理的、精神的、社會的需求。
3. 是有機體內部的某種缺乏或不平衡狀態。

（二）需求的特色

1. 對象性，2. 發展性，3. 無限性，4. 社會歷史制約性，5. 獨特性，6. 動力性。

需求也是個人從事活動的基本動力；護理人員在護理患者時要滿足患者的基本需求，激發患者依靠自己的力量來恢復健康的需求。

（三）需求層級理論（hierarchy of needs）

由美國心理學家馬斯洛（Maslow AH）所創立的理論中，以需求層級理論最為著名，其在許多領域得到廣泛的應用，對護理專業理論系統的發展奠定了基礎。

1. 生理的需求：食物、空氣、睡眠、排泄、休息、活動、刺激、性等。
2. 安全的需求
   (1) 生理、心理的安全保障。
   (2) 避免危險、不良情緒。
   (3) 生活穩定有保障。
3. 歸屬和愛的需求
   (1) 個人對家庭、友伴的需求。
   (2) 對得到他人認可的需求。
   (3) 希望得到他人的愛和給予他人愛的需求。
4. 尊重的需求
   (1) 是個人對自己的尊嚴和價值的追求。
   (2) 自尊：是對自己的尊重如自信自強。
   (3) 被尊重：是指希望得到別人的尊重。
5. 自我實現的需求：充分發揮自己的才能與潛力的需求。

（四）需求層級理論之中人類需求的一般性規律

1. 需求有一定的層級性，但是並不是絕對固定的。
2. 生理的需求應首先予以滿足。
3. 人的行為是由優勢需求所決定的。
4. 各層級需求互動和影響。
5. 需求滿足程度與健康成正比。
6. 有些需求並非生命所必須，但是能夠提昇生命活動的品質。

人類基本需要層級理論的內容

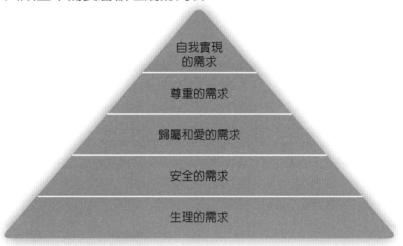

人類基本需要層級理論的分類

滿足一個人獨特潛能的需求	自我實現的需求
尊重的需求，歸屬關係和愛的需求	心理的需求
安全的需求與生理的需求	基本的需求

影響需要滿足的因素

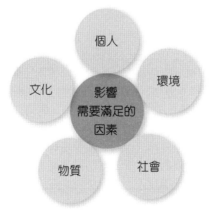

22-2 需求理論在護理工作中的應用

（一）需求理論應用的意義

1. 識別患者尚未滿足的需求。
2. 更好地領悟和瞭解病人的言行。
3. 預測病人尚未表達的需求。
4. 系統收集和評估病人的基本資料，避免遺漏。
5. 按照基本需求的層級，識別護理問題的輕重緩急。

（二）患者的基本需求

1. 生理的需求：(1) 營養、給氧、電解質平衡；(2) 休息、排泄、免於疼痛等；(3) 瞭解患者，瞭解需求；(4) 採取有效的措施來予以滿足。
2. 安全的需求：(1) 避免身體傷害；(2) 避免心理上的威脅；(3) 保持安靜、整潔；(4) 安全設施齊全；(5) 防止感染，預防意外；(6) 熱情友好；(7) 住院簡介，耐心解釋等；(8) 術前教育；(9) 細心照料。
3. 歸屬和愛的需求：(1) 鼓勵家屬朋友探視病人；(2) 與病人建立良好的護患關係；(3) 對隔離的病人多關心、多交流。
4. 尊重的需求：(1) 儘量讓病人能夠生活自理；(2) 稱呼病人要有禮貌 (3) 尊重病人的習慣與隱私。
5. 自我實現的需求：(1) 儘量滿足病人的愛好與習慣；(2) 讓病人參與到護理活動中來。

（三）護理措施

　　1. 生理需要的護理：為了滿足患者的生理需求，護理工作人員需要準確及時地遵照醫囑，對其加以治療。密切地觀察病情變化，根據病人的缺陷情況做不同程度的協助。2. 安全需求的護理：(1) 醫院環境要給予患者安全感；醫院中的環境應符合相關要求，為患者提供一個整潔、舒適、清淨、便利的休養環境；(2) 護理人員要有精湛的技術和良好的醫德：技術是患者及其家屬評估護理品質的重要標準。3. 歸屬感與愛的需要與護理：(1) 建立良好的護患關係：患者進入醫院這一陌生環境，獲得歸屬感尤為重要；(2) 建立良好的社交關係：引導同室病友之間互相幫助。在病情許可的情況下適當地安排探視和陪護，使其盡可能廣泛地獲取愛的支持。4. 尊重的需求：尊重的需要包括自尊和他尊。反映在護理活動中，就是護理人員在護理過程中應充分尊重患者的人格和權利，包括患者平等的醫療權、隱私保密權、知情同意權、選擇權等。5. 自我實現的需求與護理：在護理活動中盡量地滿足患者的習慣與愛好，鼓勵患者表達自己的個性需求。醫護人員可以告知病人有關疾病的資訊，協助病人掌握自己的健康狀況及可行對策。鼓勵患者參與診療決策及護理活動，以滿足患者對自我實現的需求。我們應該幫助患者認識自己的能力，樹立戰勝疾病的信心。鼓勵患者保持樂觀的心態，鼓勵其參加各種的社會活動。促使患者在康復之後，盡早地脫離患者的角色，重返社會，而得到社會的認可。

協助患者滿足需求的方式

直接地滿足患者的需求	➡	用於一些暫時或永久性完全不能自理的患者。
協助患者滿足需求	➡	1. 對能夠部分自理的患者。
		2. 應激發其依靠自身力量滿足健康的需求。
間接地滿足患者的需求	➡	1. 對自我料理的潛能、缺乏知識和技術的患者。
		2. 運用健康教育與諮詢、科普講座等方式來加以滿足。

馬斯洛需要層級理論在現代護理工作中的應用

1. 馬斯洛需求層級理論實質就是人類的基本需求要被滿足的程度與健康成正比	➡	護理就是滿足和維持患者各種需求，有利於患者身心健康，做好需求和護理的互動，提昇患者的生活品質，將馬斯洛需求理論與整體模式，以患者為導向的護理相互整合，提昇了整體性護理的品質，豐富了整體性護理的內涵。
2. 護理人員以患者的需求為導向	➡	從生理、心理、安全、社交等方面，與患者換位思考，為患者創造一個良好舒適的環境，使其保持良好的心態，有利於身體的恢復，同時也會贏得了良好的社會效益和經濟效益。
3. 在患病的情況下，馬斯洛需求層級理論有關人的五大需求很難得到滿足	➡	這就需要護理工作人員加以護理，使其的各種需求得以滿足與平衡。

✚ 知識補充站

1. 按照馬斯洛的人類基本需求層級理論，在生理需求滿足之後，則應滿足安全的需求。
2. 某病人因為面部燒傷留有瘢痕，不願見人，此時護士應考量到其尊重的需求。
3. 王某，女，22 歲，舞蹈演員，因為交通事故傷急診入院，執行左下肢截肢清創術；術後血壓 75/50mmHg，脈搏 120/ 分鐘；患者在清醒之後，得知傷情，情緒反應相當強烈，拒絕任何治療。請你分析：該患者有哪些需求？其優勢需求是什麼？

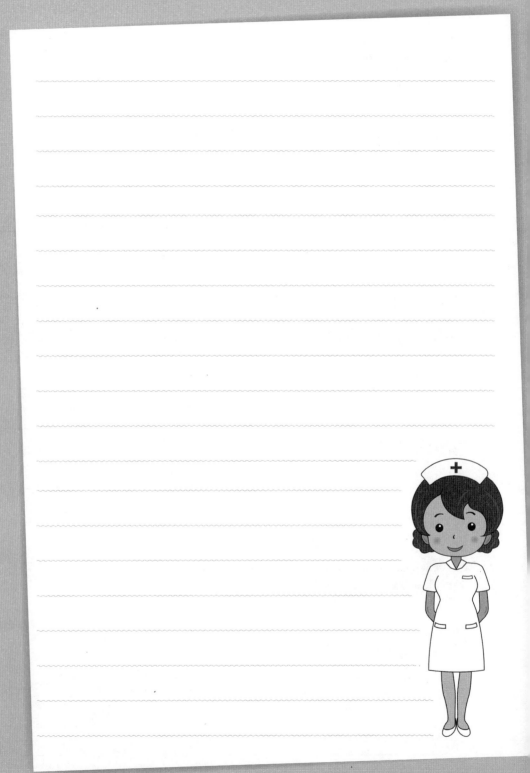

第 23 章
成長與發展理論

本章核心概念

1. 佛洛依德的性心理發展學說。
2. 意識層級理論。
3. 人格結構理論。
4. 艾瑞克森的心理社會發展學說。
5. 心理社會發展理論主要內容。
6. 心理社會發展理論在護理中的應用。
7. 人格發展理論五大階段的特色。
8. 佛洛德的性心理發展理論在護理中的應用。

本章學習目標

1. 能夠說出成長、發展的規律和影響因素。
2. 比較佛洛德、艾瑞克森成長與發展理論。
3. 能夠應用相關的理論來指導護理的工作。

23-1 成長與發展理論

1. 人類的成長與發展是自然的不斷變化的過程。

2. 人類的成長與發展包括生理、心理、社會、認知、情感、道德精神等層面。

（一）成長與發展的規律

1. 規律性和可預測性，2. 循序性，3. 持續性和階段性，4. 不平衡性，5. 差異性。

（二）成長與發展理論

主要的研究：生命過程中個人身心變化與年齡的關係。成長與發展理論包含佛洛德的性心理發展學說、艾瑞克森的心理社會發展學說與皮亞傑的認知發展學說。

（三）佛洛依德的性心理發展學說

1. 佛洛依德爲「現代心理學之父」，2. 運用精神分析法來觀察人的行爲，3. 創建了性心理發展學說。

（四）意識層級理論

1. 意識：是直接感知的心理活動。2. 潛意識是沒有意識到的深層的心理活動，爲原始衝動、本能被壓抑的慾望。3. 前意識：介於意識和潛意識之間。4. 人的各種心理和行爲並非完全由個人意志所決定。5. 潛意識的心理活動是一切意識活動的基礎。6. 潛伏的心理矛盾、心理衝突等是導致焦慮不適、心理障礙的癥結。

（五）人格結構理論

1. 本我爲先天的本能與原始的慾望，是最原始的部分，處於潛意識深處：(1) 遺傳：與生俱來；(2) 快樂原則的支配：其目的在於爭取最大的快樂和最小的痛苦。2. 自我：大部分存在於意識之中。3. 調節本我和超我的衝突來避免個人受到損害：(1) 遵循唯實的原則；(2) 最具有理性、策略性的部分。4. 超我爲良心與自我理想：(1) 遵循完美原則；(2) 按照社會規範、倫理來指導自我，限制本我。

（六）艾瑞克森的心理社會發展學說

1. 艾瑞克森（Erikson）強調文化及社會環境在人格發展中的重要功能，2. 艾瑞克森以心理的社會性爲標準，將人格發展分爲 8 期，3. 每一個時期皆要面對一對衝突（心理社會危機），4. 處理是否恰當將導致正面或負面的社會心理發展結果，5. 關係到是否能順利通過此階段，而發展出健康的人格。

（七）心理社會發展理論主要內容

1. 嬰兒期（0~1.5 歲）（口腔期）：信任—不信任，2. 兒期（1.5~3 歲）（肛門期）：自主—羞愧，3. 學齡前期（3~5 歲）（性器期）：主動—內疚，4. 學齡期（6~12 歲）（潛伏期）：勤奮—自卑，5. 青春期（12~18 歲）：自我認同—角色紊亂，6. 青年期（18~35 歲）（生殖期）：親密—孤獨，7. 中年期（35~65 歲）：創造—停滯，8. 老年期（65 歲以上）：改善—失望。

（八）心理社會發展理論在護理中的應用

1. 爲不同發展階段的人提供個人化的護理：(1) 預防人格發展障礙或危機；(2) 促進健康人格的發展。2. 在護理工作中充分激勵社會的支持力量：(1) 使患者發現自己的價值；(2) 以增強自信心來度過危機。

人格發展理論五大階段的特色

1. 口腔期（1歲以前）：原慾集中在口部	(1) 慾望得到滿足可以帶來舒適和安全感。 (2) 反之則人格固結：吮手指、咬指甲、吸菸、酗酒、自戀、依賴、猜疑、退縮。
2. 肛門期（1～3歲）：原慾集中在肛門區	(1) 健康的發展建立在控制排便帶來的愉快經歷上，清潔、有秩序、能夠控制自己。 (2) 固結：缺乏自我意識或自以為是等：潔癖、固執、冷酷、骯髒、浪費、暴躁。
3. 性器期（3～6歲）：原慾集中在生殖器	(1) 最初的性情感是向雙親發展：男孩為戀母情結，女孩為戀父情結。 (2) 原慾集中在生殖器。 (3) 健康發展：對性別的正確認同。 (4) 固結。 (5) 性別認同困難或難以建立正確的道德觀念。
4. 潛伏期（7歲～12歲）：精力集中在智力和身體活動上	(1) 性慾衝動埋藏在潛意識之中。 (2) 愉快來自於外在的環境。 (3) 固結：造成壓迫或強迫性人格。
5. 生殖期（12歲以後）：原慾重新回到生殖器	(1) 注意力轉移到自己喜愛的異性對象上，建立起自己的生活。 (2) 發育不良會導致身心方面的功能失常或病態的人格。

佛洛德的性心理發展理論在護理中的應用

瞭解身心發展的過程，特別是健康人格形成過程中的心理需求。
按照不同的性心理發展時期提供護理以保證服務對象健全人格的形成。

＋ 知識補充站

佛洛依德的性心理發展學說的三大理論為意識層級理論、人格結構理論與人格發展理論。

階段	年齡	特色	護理
口腔期	0~1歲	原慾主要集中於口部	餵養能夠為嬰兒帶來快樂、舒適、安全感，應及時為嬰兒提供合適的方法餵養。
肛門期	1~3歲	原慾主要集中於直腸及肛門	對大小便的控制能為小孩帶來快感，故訓練孩子大小便時應適當鼓勵將愉快的經歷留給孩子。
性器期	3~6歲	原慾主要集中於生殖器	鼓勵、培養孩子對性別的正確認同。
潛伏期	7~12歲	精力主要集中在智力與體力的活動上	鼓勵孩子認真學習、積極地參與各種活動。
生殖期	12歲之後	精力逐漸轉向建立成熟的異性關係之上	鼓勵自立、自強、自己做決定。

國家圖書館出版品預行編目資料

圖解護理專業問題研討／周心如，黃國石著.
－－初版.－－臺北市：五南，2015.06
　　面；　公分
　ISBN 978-957-11-8107-3（平裝）
　1.護理學　2.護理教育　3.護理研究
　419.6　　　　　　　　　　104006926

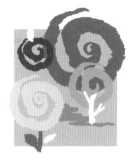

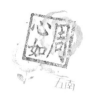

5KA9

圖解護理專業問題研討

作　　　者 — 周心如（105.3）、黃國石

發 行 人 — 楊榮川

總 編 輯 — 王翠華

主　　　編 — 王俐文

責任編輯 — 金明芬

封面設計 — 劉好音

出 版 者 — 五南圖書出版股份有限公司

地　　　址：106臺北市大安區和平東路二段339號4樓

電　　　話：(02)2705-5066　　傳　　　真：(02)2706-6100

網　　　址：http://www.wunan.com.tw

電子郵件：wunan@wunan.com.tw

劃撥帳號：01068953

戶　　　名：五南圖書出版股份有限公司

臺中市駐區辦公室/臺中市中區中山路6號

電　　　話：(04)2223-0891　　傳　　　真：(04)2223-3549

高雄市駐區辦公室/高雄市新興區中山一路290號

電　　　話：(07)2358-702　　傳　　　真：(07)2350-236

法律顧問：林勝安律師事務所　林勝安律師

出版日期：2015年6月初版一刷

定　　　價：新臺幣320元